Antonie Peppler

Kreative
Homöopathie

Reiseführer in die Seele

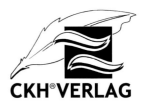

Copyright: CKH® Verlag / Antonie Peppler

Alle Rechte vorbehalten (all rights reserved), insbesondere das Recht der mechanischen, elektronischen oder fotographischen Vervielfältigung, der Übersetzung, der Einspeicherung und Verarbeitung in elektronischen Systemen, des Nachdruckes in Zeitschriften, Zeitungen und jede andere Art der Veröffentlichung ohne schriftliche Zustimmung des Autors oder des Verlages.

Eine Haftung des Autors oder des Verlages infolge möglicher Unwahrheiten oder Unvollständigkeit dieser Ausgabe ist ausgeschlossen. 2015, CKH® Verlag, Großheubach / Antonie Peppler

Die Deutsche Bibliothek - CIP-Einheitsaufnahme

Peppler, Antonie
Reiseführer in die Seele
CKH® Verlag Großheubach, 1. Auflage 2015
ISBN 978-3-933219-40-4

Verlag:	CKH® Verlag, Klingenweg 12, D-63920 Großheubach
Druck & Einband:	Druckerei & Verlag Steinmeier
	Gewerbepark 6, D-86738 Deiningen
Recherche:	Antonie Peppler
Korrektur:	Iris Eichholz, Rosemarie Scheuren, Dr. Birgit Scheibel
Layout:	Sandra Baertz
Vertrieb:	CKH® Verlag, Klingenweg 12, D-63920 Großheubach
Telefon:	0049 (0)9371 2059
Fax:	0049 (0)9371 67030
Internet:	www.ckh.de
Email:	info@ckh.de

HOMÖOLOG®" ist eingetragenes Warenzeichen der Medicom Computer Vertriebs GmbH.
„CKH®" ist eingetragenes Warenzeichen des Centrum für Kreative Homöopathie, Großheubach.
„Kreative Homöopathie nach Antonie Peppler®" ist eingetragenes Warenzeichen von
Antonie Peppler.

Wichtiger Hinweis des Verlags:
Der Autor hat bei der Erstellung dieses Buches Informationen und Ratschläge mit Sorgfalt recherchiert und geprüft, dennoch erfolgen alle Angaben ohne Gewähr; Verlag und Autor können keinerlei Haftung für etwaige Schäden oder Nachteile übernehmen, die sich aus der praktischen Umsetzung der in diesem Buch dargestellten Inhalte ergeben. Bitte respektieren Sie die Grenzen der Selbstbehandlung und suchen Sie bei Erkrankungen einen erfahrenen Arzt oder Heilpraktiker auf.

Vorwort

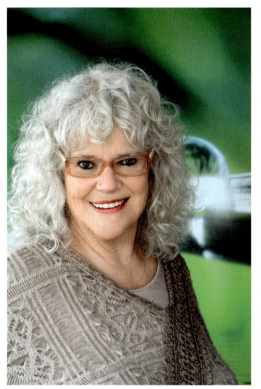

Im Jahre 1990 hatte ich einen schweren Autounfall auf Glatteis mit Schnitt- und Risswunden. Im Krankenwagen fand ich mich verletzt wieder. Meine Arzneimitteltasche mit homöopathischen Arzneien lag auf meinen Knien. Sofort nach dem Erwachen aus der Ohnmacht suchte ich mir die Röhrchen mit den homöopathischen Arzneien bei Unfall und Verletzung aus der Tasche: Arnika gegen Weichteilverletzung, Rhus toxicodendron gegen Bänderverletzung, Hypericum gegen Nervenverletzung, Symphytum gegen Knochen- und Ruta gegen Knochenhautverletzung. Da die Arzneimitteltasche durch den Unfall zerrissen war – rief ich den Beifahrer des Krankenwagens zur Hilfe. Dieser kannte sich glücklicherweise in der Homöopathie aus und half mir bereitwillig. In 6 stündiger Operation wurde alles wieder „geflickt". Die nächsten Tage verbrachte ich stationär und versorgte mich selbst mit meinen homöopathischen Arzneien. Gelegentlich musste ich ein wenig schwindeln, da ich nicht willens war, klassische Medizin zu nehmen. Am 9. Tag nach dem Unfall musste ich zur Abschlussuntersuchung. Dabei überreichte ich dem Chirurgen einen Plastiksack mit den Pillen, die ich hätte nehmen sollen. Der Chirurg war so „erschüttert" über meinen „Zustand", dass er tatsächlich einige Monate später mein Patient wurde. Am 10. Tag stand ich mit noch einem kleinen Pflaster auf der medizinischen Woche in Baden-Baden. Bei dieser Gelegenheit hatte ich gelernt, dass es viel einfacher ist, homöopathische Arzneien, die ich immer wieder in dieser Vernetzung brauche, bereits fertig mitzuführen. Ein befreundeter Apotheker unterstütze mich engagiert. Die Geburt der Sondermischung war als positives Ergebnis meines Unfalls erfolgt. Heute, 25 Jahre später, existieren nahezu 500 solcher Mischungen. Alle beinhalten Themen, die bei vielen Menschen in gleicher Konstellation immer wieder vorkommen und als Sondermischungen, heute als homöologische Produkte, seit Jahren erfolgreich eingesetzt werden.

Inhaltsverzeichnis

Kombinieren wichtiger Behandlungsthemen 5

Einnahmeempfehlung der homöologischen Produkte 7

HOMÖOLOGIE-KARTEN 8

Übersicht der homöologischen Produkte 9

Homöologische Produkte der Kreativen Homöopathie 19

Was ist Kreative Homöopathie 90

Literatur aus dem CKH-Verlag 92

Computer-Repertorisation-Software 95

Kombinieren wichtiger Behandlungsthemen

Die Arbeit mit den homöologischen Produkten regt einen Entwicklungsprozess an. Dadurch werden immer wieder neue Themen an der Oberfläche erscheinen, die aufgelöst werden wollen. Daher ist es ratsam, die Mischungen untereinander zu ergänzen um den vielfältigen Vernetzungen der Themen gerecht zu werden.

Anbei einige Beispiele:

1. Ein Patient hat chronische Rückenschmerzen. Aus der Erklärung ergibt sich, dass er lernen muss, ehrlich zu sich selbst zu sein und sich anderen gegenüber gerade zu machen.

Behandlung: Basisentgiftung + Rückgrat + Aufrichtungsunwille

2. Ein Junge wird von seinem Vater immer wieder unterdrückt und runtergemacht. Dies passiert deshalb, weil der Junge von seiner Mutter die Liebe und Anerkennung bekommt, die der Vater von seiner Ehefrau vorher bekommen hat. Die Behandlung des Jungen: Basisentgiftung + Vaterbeziehung problematisch + Enttäuschung + verletzte Männlichkeit.

Behandlung des Vaters: Basisentgiftung + Eifersucht + Hass/Rache

3. Eine Frau möchte sich gegen ihre übergriffige Mutter wehren.

Behandlung: Basisentgiftung + Tradition + Unterdrückt + Zickenalarm

Je nachdem wie sich die Konstellation von Mutter und Tochter zeigt, könnte noch Trotz, Autoaggression, Schock etc. benötigt werden.

Welche Themen „passen" kann dadurch getestet werden, dass das Röhrchen oder die HOMÖOLOGIE-KARTE in die Hand genommen wird/werden. „Kribbelt" oder „erwärmt" sich diese in der Hand, ist dies ein Zeichen dafür, das der Mensch mit dem Mittel in Resonanz geht; das Mittel passt. Wenig empfindsame Menschen spüren allerdings weniger, da muss es die Zeit bringen. Nun braucht es einige Stunden bis Tage Geduld, damit sich das Thema lösen kann und der Mensch befreit wird.

Um ein Thema, einen Konflikt aufzulösen, müssen wir diesen wiederholen und verstehen lernen. Dabei können auch Randthemen wie z.B. der Schock, oder der Kummer durch die Zugabe des entsprechenden Mittels/Karte mit aufgelöst werden. Stück für Stück erreichen wir die emotionale Befreiung und damit unsere Gesundung. Bei der Wiederholung von Themen gibt es viele individuelle Kombinationen von weiteren vernetzten Themen, die sich in einem Menschen aufgebaut haben können.

Das Außergewöhnliche der Kreativen Homöopathie nach Antonie Peppler® ist es, diese Vernetzungen mit Mischungen bis in Hochpotenzen zu lösen und somit nicht nur die sekundäre Erscheinung – die Erkrankung – sondern auch die psychischen Ursachen aufzulösen. Letztlich wird so die primäre Ursache „abgearbeitet", man ist frei, sein Potential zum eigenen Nutzen zu verwenden. Dadurch wird die Gefahr, wieder zu erkranken oder einen chronischen Zustand zu manifestieren, weitgehend verhindert.

Einnahmeempfehlung der homöologischen Produkte

Es wird eine tägliche Gabe von je drei bis fünf Globuli (Tropfen) über mindestens drei Tage bis zum Abklingen der Symptome oder Veränderung der Lebenssituation empfohlen.

Als Therapiegrundlage zur Deblockierung der heutzutage typischen Vergiftungen ist in jedem Fall die Verwendung der „Basisentgiftung" gemeinsam mit dem jeweils angezeigten homöologischen Produkt/-en angeraten.

Arbeiten Sie auch mit unseren HOMÖOLOGIE-KARTEN. Eine genaue Anwendung hierzu finden Sie auf Seite 7.

HOMÖOLOGIE-KARTEN®
Unterstützung für Körper und Seele

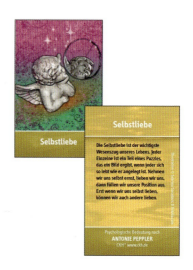

Einige ausgewählte homöologische Produkte sind auch als HOMÖOLOGIE-KARTE erhältlich. Das schöne hierbei ist, dass Sie jederzeit über die psychologische Bedeutung auf der Rückseite mit dem jeweiligen Thema arbeiten können.

Alte Traumata und Entwicklungsaufgaben können durch den Impuls dieser Karten neu betrachtet und emotional ausgeglichen werden. Dadurch können Sie Klarheit schaffen und ehemals belastende Themen wertfrei betrachten. So können Sie auf Ihrem Weg zu mehr Lebensqualität und Freude einen großen Schritt weiterkommen.

So wird's gemacht:

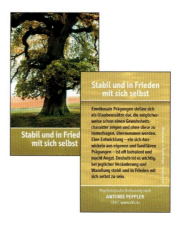

Tragen Sie die Karte Ihres Themas am Körper oder legen Sie diese nachts unter Ihr Kopfkissen. Zusätzlich können Sie sich die psychologische Bedeutung immer wieder bewusst machen, indem Sie diese erneut lesen. Es kommt vor, dass nun ein anderes zugehöriges Thema in Ihrem Bewusstsein auftaucht. Die Karte zu diesem neuen, aktuellen Thema tragen Sie ebenfalls am Körper bis Sie sich ausgeglichener fühlen. Manche Themen brauchen etwas länger, andere wiederum können bereits nach kurzer Zeit wieder im Gleichgewicht sein.

Das Angebot der HOMÖOLOGIE–KARTEN wird stetig ergänzt. Bitte informieren Sie sich unter www.energiekarten.com welche Karten lieferbar sind.

ALLE MITTELBESCHREIBUNGEN BEI DENEN SIE DIE ABBILDUNG EINER HOMÖOLOGIE-KARTE® FINDEN, KÖNNEN IN UNSEREM SHOP WWW. ENERGIEKARTEN.COM BESTELLT WERDEN.

ÜBERSICHT DER HOMÖOLOGISCHEN PRODUKTE

Abhängigkeit auflösen
HK 1001   19

Abneigung/Erbrechen Muttermilch
HK 1002   19

Absonderung scharf
HK 1003   19

Abszess
HK 1004   19

Adipositas/Fettleibigkeit
HK 1005   19

ADS/ADHS
HK 1006   19

Afterjucken
HK 1007   20

Akne
HK 1008   20

Alkoholmissbrauch überwinden
HK 1009   20

Allergie/Allergiebereitschaft
HK 1010   20

Allergie gesamt
HK 1011   21

Alte Liebe
HK 1012   21

Amalgamentgiftung
HK 1013   21

Amputationsschmerz
HK 1014   21

Anämie
HK 1015   21

Anaerobe Erreger
HK 1016   21

Anbindung
HK 1017   22

Anerkennung
HK 1018   22

Angina pectoris
HK 1019   22

Angst vor dem Zahnarzt
HK 1020   22

Angst vor der Dunkelheit
HK 1021   22

Anorexie
HK 1022   22

Antibiotika-Ausleitung
HK 1023   23

Antriebslosigkeit
HK 1024   23

Aphten
HK 1026   23

Apoplexie
HK 1027   23

Appendizitis
HK 1028   23

Arnika PA
HK 1029   24

Arrogant
HK 1030   24

Arthrose
HK 1031   24

Arzneimittelmissbrauch überwinden
HK 1032   24

Asthma bronchiale
HK 1033   24

Astigmatismus
HK 1034   25

Atemnot
HK 1035   25

Atrophie
HK 1036   25

Aufrichtungsunwille
HK 1037   25

Aufwärts
HK 1038   25

Augentrockenheit
HK 1039   26

Aus Kampf wird Liebe
HK 1040   26

Aus traditioneller Lähmung zur zwanglosen Individualität
HK 1041   26

Ausgleich Täter/Opfer
HK 1042   26

Aussitzen
HK 1043   26

Austausch leibliche/spirituelle Mutter
HK 1044   26

Auszehrung
HK 1045   27

Autismus
HK 1046   27

Autoaggression
HK 1047   27

Basisentgiftung HK 1048	27	Bronchitis verstehen und überwinden HK 1064	29	Doppelt HK 1082	32
Beckenboden stabilisieren HK 1049	27	Brustwarzen wund HK 1065	30	Drüse HK 1084	32
Beckenstabilisierung HK 1050	27	Bursitis HK 1066	30	Dumpf HK 1085	32
Bedingungslos annehmen HK 1051	27	Cholera HK 1068	30	Duodenum HK 1086	32
Befreiung aus der Resignation HK 1052	27	Condylome HK 1071	30	Durchfall HK 1087	32
Beschützt HK 1499	28	Cortison-Ausleitung HK 1072	30	Dynamisierung unbewusster Seelenanteile HK 1088	33
Besenreiser HK 1053	28	Das Leben wird zum Spiel HK 1500	30	Edle Werte HK 1090	33
Bestrafungen loslassen HK 1054	28	Dekubitus HK 1073	30	Eifersucht HK 1092	33
Bettnässen HK 1055	28	Demenz HK 1074	31	Eile/Hektik innerlich auflösen HK 1093	33
Bindegewebsschwäche HK 1057	28	Depression auflösen HK 1076	31	Eingeengt HK 1094	33
Bissverletzung HK 1058	28	Desillusionierung HK 1493	31	Einlassen HK 1095	33
Blähungskolik HK 1059	29	Detox allgemein HK 1077	31	Eklampsie HK 1096	33
Blockierte Lebensenergie HK 1060	29	Detox A HK 1078	31	Eltern/Kind – Kind/Eltern Verständnis HK 1097	34
Blut im Urin HK 1061	29	Detox E HK 1079	31	Emotionale Öffnung HK 1098	34
Bodenständigkeit fehlend HK 1062	29	Diabetes HK 1080	31	Endokrine Drüsen HK 1099	34
Borreliose HK 1063	29	Diphtherie-Krankheitsnachsorge HK 1081	32	Endometriose HK 1100	34

Energetische Teilung HK 1101 34	Erwürgt HK 1118 37	Folter HK 1136 39
Energiefreisetzung HK 1102 34	Eugenische Kur HK 1119 37	Fontanelle bleibt offen HK 1137 39
Entbindung vom Familienschicksal HK 1103 34	Falten HK 1120 37	Freude HK 1138 39
Entspannung HK 1104 35	Fanatismus HK 1121 37	Furunkel HK 1139 40
Enttäuschung HK 1105 35	Faulheit HK 1122 37	Fusion männlich/ weiblich HK 1140 40
Entwicklungshemmung HK 1106 35	Febris continua Fieber hoch HK 1123 38	Galle/Gallensteine HK 1141 40
Epilepsie HK 1107 35	Fehlende Entspannung nach Schlaf HK 1124 38	Ganglion HK 1142 40
Erbrechen beim Autofahren HK 1108 35	Fehlende Hinbewegung HK 1125 38	Gangrän HK 1143 40
Erfolg HK 1110 35	Feigheit HK 1126 38	Gastritis HK 1144 40
Erfrieren HK 1111 36	Fettleber HK 1127 38	Geben und Nehmen HK 1145 41
Erleichterung HK 1112 36	Fettstoffwechsel HK 1128 38	Geburtsnachsorge HK 1146 41
Erschöpfung/Burnout überwinden HK 1113 36	Finden des eigenen Lebensweges HK 1130 38	Gedächtnisschwäche HK 1147 41
Erschütterung HK 1114 36	Findung des individuellen Ichs HK 1131 38	Gefühlsdruck durch Übernahme von Familienkonflikten HK 1148 41
Ersticken HK 1115 36	Fissur (Analfissur) HK 1133 39	Gehirnerschütterung HK 1149 41
Ertrinken HK 1116 36	Fistel HK 1134 39	Geiz HK 1150 41
Erwartungsangst HK 1117 37	Flugangst überwinden HK 1135 39	Geldallergie HK 1151 42

Genötigt und kontrolliert HK 1152	42	Heilig sein wollen HK 1172	44	Hirn HK 1188	47
Gerstenkorn HK 1153	42	Heilung des Familiensystems HK 1173	44	Hitzewallungen HK 1189	47
Geschehen lassen/ Loslassen HK 1154	42	Heilung des Männlichen HK 1174	45	Homosexualität HK 1190	47
Geschlagen HK 1155	42	Heilung des Weiblichen HK 1175	45	Hormone HK 1191	47
Gestationsdiabetes HK 1156	42	Heimatvertrieben HK 1176	45	Hundeimpfungen HK 1193	47
Gicht HK 1157	42	Heimweh HK 1177	45	Husten beim Lachen HK 1194	47
Glaukom HK 1158	43	Helfertrieb HK 1178	45	Hyperaktivität HK 1195	47
Gleichgewichtsstörung HK 1159	43	Hepatitis HK 1179	45	Hyperhidrosis HK 1196	48
Grippe HK 1161	43	Hernie HK 1180	45	Hyperthyreose HK 1197	48
Haarausfall HK 1163	43	Herpes-Mix HK 1181	46	Hypertonie HK 1198	48
Hämorrhoiden HK 1164	43	Herpes zoster HK 1182	46	Hypothyreose HK 1199	48
Handy HK 1165	43	Herzinfarkt HK 1183	46	Hypotonie HK 1200	48
Hartnäckig und Starr HK 1166	43	Herzschmerzen HK 1184	46	Hysterie HK 1201	48
Hashimoto HK 1167	44	Heuschnupfen HK 1185	46	Idealbeziehung erzwingen wollen HK 1202	49
Hass/Rache HK 1168	44	Hexenverbrennung HK 1186	46	Immunschwäche HK 1203	49
Hass und Rachsucht auf karmischen Mord HK 1169	44	Hier und Jetzt HK 1494	46	Impfungen/Impffolgen HK 1204	49
Hauttrockenheit HK 1171	44	Hilflos HK 1187	47	Impotenz HK 1205	49

Impotenz als Schutz vor Missachtung HK 1206 49	Kloster HK 1223 52	Kummer HK 1239 54
Insektenstiche HK 1207 49	Knalltrauma HK 1224 52	Kummer chronisch HK 1240 54
Ischialgie HK 1208 50	Knieschmerzen HK 1225 52	Kummer durch den Tod von Verwandten HK 1241 54
Jammern HK 1209 50	Knochenbrüche HK 1226 52	Kurz-/Weitsichtig HK 1242 54
Kälteallergie HK 1210 50	Knochenschwund/Karies HK 1227 52	Langeweile HK 1244 54
Karies HK 1211 50	Knöchelschwellung HK 1228 52	Langsam HK 1245 55
Karma loslassen HK 1212 50	Knoten Mammae HK 1229 53	Lateralität HK 1246 55
Karriere contra emotionale Bindung HK 1213 50	Konjunktivitis HK 1230 53	Lausbefall HK 1247 55
Katalepsie HK 1214 51	Konzentrationsschwäche HK 1231 53	Lebensgenuss HK 1248 55
Katarakt HK 1215 51	Koordinationsschwäche HK 1232 53	Lebenslust blockiert HK 1249 55
Katzenimpfungen HK 1217 51	Kopf/Körper HK 1233 53	Leber HK 1250 55
Keuchhusten-Krankheitsnachsorge HK 1218 51	Kreativ HK 1234 53	Leicht und frei wie ein Schmetterling HK 1251 55
Kinder als Partnersatz HK 1219 51	Krebs Behandlungsunterstützung HK 1235 53	Leid durch das andere Geschlecht HK 1252 55
Kleptomanie HK 1220 51	Krebs schmerzhaft Behandlungsunterstützung HK 1236 53	Lepra HK 1253 56
Klimakterium der Frau HK 1221 51	Kreislaufstörung HK 1237 54	Leseschwäche HK 1254 56
Klimakterium des Mannes HK 1222 52	Kriegstrauma HK 1238 54	Leukämie HK 1255 56

Lipom HK 1256 ... 56	Manipulation HK 1273 ... 58	Misstrauisch HK 1290 ... 61
Lispeln HK 1257 ... 56	Manipulativer zwanghafter Helfertrieb HK 1274 ... 58	Mollusken/Dellwarzen HK 1291 ... 61
Lochialstau HK 1258 ... 56	Masern-Krankheitsnachsorge HK 1275 ... 59	Mukoviszidose HK 1292 ... 61
Loslösung von der Mutter HK 1259 ... 57	Mastitis HK 1276 ... 59	Multiple Sklerose HK 1294 ... 61
Loslösung von „Mutter-Kirche" HK 1260 ... 57	Meningitis HK 1277 ... 59	Mumps-Krankheitsnachsorge HK 1295 ... 61
Lügen HK 1261 ... 57	Mensesschmerz/Dysmenorrhoe HK 1278 ... 59	Mundgeruch HK 1296 ... 62
Lumbago HK 1262 ... 57	Metastasierung HK 1279 ... 59	Muskelschwäche HK 1297 ... 62
Lunge HK 1263 ... 57	Meteoriten HK 1280 ... 59	Mutterbeziehung problematisch HK 1298 ... 62
Lungenemphysem HK 1264 ... 57	Metrorrhagie HK 1281 ... 59	Muttermilch zu reichlich HK 1299 ... 62
Lungenentzündung HK 1265 ... 57	Migräne HK 1282 ... 60	Myome HK 1300 ... 62
Lustlosigkeit HK 1266 ... 57	Milchmangel HK 1284 ... 60	Myopie/Kurzsichtigkeit HK 1301 ... 62
Lymphe HK 1267 ... 58	Milchschorf HK 1285 ... 60	Nabelgranulom HK 1302 ... 63
Machtanspruch unterdrückt HK 1268 ... 58	Milz HK 1286 ... 60	Nachwehen HK 1303 ... 63
Männer/Frauen HK 1269 ... 58	Milzbrand HK 1287 ... 60	Nägel brüchig HK 1304 ... 63
Malaria HK 1271 ... 58	Minderwertigkeitsgefühle loslassen HK 1288 ... 60	Nägel kauen HK 1305 ... 63
Mangelbewusstsein HK 1272 ... 58	Missbrauch HK 1289 ... 61	Nagelpilz HK 1306 ... 63

Narben HK 1307 63	Pankreas HK 1326 66	Prüfungsangst überwinden HK 1346 68
Narkosefolgen HK 1308 63	Pathologische Verschmelzung HK 1329 66	Psoriasis HK 1347 68
Narkotika verschlechtern HK 1309 64	Perfektionismus HK 1330 66	Pubertät/Klimakterium HK 1348 68
Neid HK 1310 64	Pest HK 1331 66	Qual HK 1350 68
Nervenschwäche HK 1311 64	Phimose HK 1334 66	Radioaktivität HK 1351 69
Neubeginn HK 1312 64	Pillen HK 1335 66	Raucherentwöhnung HK 1352 69
Neugeburt HK 1313 64	Pilze spezial HK 1336 67	Reaktionsmangel HK 1353 69
Nieren HK 1315 64	Pilze und Candidas HK 1337 67	Rechenschwäche HK 1354 69
Nierenentzündung HK 1316 64	Platzangst/ Agoraphobie HK 1338 67	Reizbar HK 1355 69
Nierensteine HK 1317 64	Pleuritis HK 1339 67	Reizblase HK 1356 69
Obrigkeiten loslassen HK 1320 65	Pocken HK 1340 67	Rheuma HK 1357 69
Obstipation HK 1321 65	Polio- Krankheitsnachsorge HK 1341 67	Röteln- Krankheitsnachsorge HK 1358 70
Ödeme HK 1497 65	Polypen HK 1342 67	Rückgrat HK 1359 70
Organverfettung HK 1322 65	Power HK 1343 68	Rückkehr ins Paradies durch die Entfaltung des Bewusstseins HK 1501 70
Orgasmusstörung HK 1323 65	Prostata HK 1344 68	Ruhr HK 1360 70
Otitis media HK 1324 65	Prostatitis HK 1345 68	Salmonellen HK 1361 71
Panaritium HK 1325 66		

Scharlach-Krankheitsnachsorge HK 1362	71	Seekrankheit HK 1380	73	Sonnenstich HK 1400	76
Schilddrüse HK 1364	71	Sehnen verkürzt HK 1381	73	Soor HK 1401	76
Schlangen HK 1365	71	Sehnenscheidenentzündung HK 1382	73	Sorge HK 1402	76
Schluckstörung/ Dysphagie HK 1367	71	Selbstachtung HK 1383	73	Spastik HK 1403	76
Schmutzig HK 1368	71	Selbstbestrafung HK 1384	74	Spielsucht HK 1404	76
Schnarchen HK 1369	71	Selbstliebe HK 1385	74	Spinnen HK 1405	76
Schnitt- und Risswunden HK 1370	71	Selbstmordneigung HK 1386	74	Spirit HK 1406	76
Schnupfen/Erkältung HK 1371	72	Selbstverantwortung HK 1387	74	Spirituelle Familie und Heimat HK 1407	76
Schock HK 1372	72	Selbstwert HK 1388	74	Stabil und in Frieden mit sich selbst HK 1408	77
Schock nach Betrug HK 1373	72	Sepsis HK 1389	74	Stabilisierung der Mitochondrien HK 1409	77
Schreck HK 1374	72	Sexuelle Unterdrückung HK 1390	75	Stichverletzung HK 1410	77
Schreibschwäche HK 1375	72	Sexuelles Neutrum HK 1391	75	Stimmung beeinflussbar HK 1411	77
Schuldgefühle überwinden HK 1376	72	Sinusitis akut HK 1393	75	Stockholmsyndrom HK 1412	77
Schulprobleme HK 1377	73	Sinusitis chronisch HK 1394	75	Stolz kompensiert verlorene Macht HK 1413	77
Schweigsam HK 1378	73	Sodbrennen HK 1396	75	Stottern HK 1414	77
Schwermetallausleitung HK 1379	73	Solarplexus HK 1397	75	Strabismus HK 1415	78
		Sonnenbrand HK 1399	75		

Streit verwandeln HK 1416 — 78	Unfall HK 1432 — 81	Verfluchen/verflucht werden HK 1448 — 83
Stress auflösen HK 1417 — 78	Unfall/OP/Narkose HK 1433 — 81	Verfolgt HK 1449 — 83
Struktur und Stabilität HK 1418 — 78	Ungeduld HK 1434 — 81	Vergiftung HK 1450 — 84
Struma HK 1419 — 78	Ungelöste erotische Beziehung HK 1435 — 81	Verhungern HK 1451 — 84
Tiefe chronische Verletzung HK 1420 — 78	Unruhe/ Einschlafstörungen HK 1436 — 81	Verlassenheit überwinden HK 1452 — 84
Todessehnsucht HK 1421 — 79	Unsicherheit/Selbstzweifel HK 1437 — 81	Verletzlichkeit HK 1453 — 84
Toleranz HK 1422 — 79	Unterdrückt HK 1438 — 82	Verletzte Männlichkeit HK 1454 — 84
Tonsillitis HK 1423 — 79	Unzufrieden HK 1439 — 82	Verletzung HK 1455 — 84
Torticollis HK 1424 — 79	Urtikaria/Nesselfieber HK 1440 — 82	Verlorener Zwilling HK 1456 — 84
Töten HK 1425 — 79	Vaginismus HK 1441 — 82	Versagt HK 1457 — 85
Tradition HK 1426 — 79	Vaterbeziehung problematisch HK 1442 — 82	Versorgt HK 1458 — 85
Transformation HK 1427 — 80	Venenentzündung HK 1443 — 82	Verwurmung bei Tieren HK 1459 — 85
Trotz bewältigen HK 1428 — 80	Verausgabt HK 1444 — 82	Verzeihen HK 1460 — 85
Tubenkatarrh HK 1429 — 80	Verbrennung HK 1445 — 83	Vulkane HK 1463 — 85
Übelkeit in der Schwangerschaft HK 1430 — 80	Verdauung HK 1446 — 83	Wachstumsschmerz HK 1464 — 85
Unentschlossenheit HK 1431 — 80	Verdeckte Dreiecksbeziehung HK 1447 — 83	Wärmestörung HK 1465 — 85
		Warzen HK 1467 — 85

Weinerlich HK 1468	86	
Wert und Geld HK 1470	86	
Wetterwechsel macht Beschwerden HK 1471	86	
Windpocken-Krankheitsnachsorge HK 1472	86	
Workaholic HK 1473	86	
Würmer HK 1474	87	
Wundheilung verlangsamt HK 1475	87	
Zähne HK 1476	87	
Zähneknirschen HK 1477	87	
Zahnfleischbluten HK 1478	87	
Zahnung HK 1479	87	
Zecken HK 1480	87	
Zickenalarm HK 1483	88	
Zornig HK 1484	88	
Zuckerunverträglichkeit HK 1485	88	
Zugluft/Wind HK 1486	88	
Zukunftsangst HK 1487	88	
Zurückgewiesen/ fehlende Zugehörigkeit HK 1488	88	
Zustimmung HK 1495	88	
Zwerchfell HK 1489	89	
Zwiespalt Beruf/Kind HK 1490	89	
Zysten HK 1491	89	
Zystitis HK 1492	89	

HOMÖOLOGISCHE PRODUKTE DER KREATIVEN HOMÖOPATHIE

HK 1001
Abhängigkeit auflösen

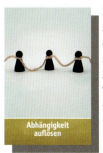

Der Mensch, der sich abhängig fühlt, hat bisher darauf verzichtet oder sogar verweigert, sich zur Individualität zu entwickeln. Er lehnt sich an einen starken Partner an, der ihn stützt und vielleicht auch organisiert. Oft ist dieser Partner eine Dominanz, die einengt. Wenn der Mut zur eigenen Kraft, zur Individualisierung wächst und Stück für Stück umgesetzt wird, ist der Lohn die Freiheit und Unabhängigkeit.

HK 1002
Abneigung/Erbrechen Muttermilch

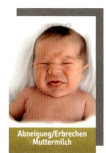

Das Kind fühlt sich als Eigenpersönlichkeit nicht geachtet und von seiner Umgebung alleingelassen, ausgenutzt und instrumentalisiert. Die nur scheinbar liebende Versorgung kann nicht länger „geschluckt" werden. Dies kann bis zur trotzigen Lebensverweigerung führen. Der Ausweg aus dieser Abhängigkeit ist die Entwicklung zur Individualität, die aber als große Herausforderung empfunden wird.

HK 1003
Absonderung scharf

Üble seelische Situationen wie sich ungeliebt, vergewaltigt und unterdrückt fühlen haben innerlich einen tiefen Groll bewirkt, der alles Positive überlagert. Dieser Groll wird nicht gezeigt und macht sich als Autoaggression deutlich. Auf der körperlichen Ebene weisen scharfe Absonderungen auf eine Leber- (Selbstwert) und/oder Entgiftungsstörung (Autoaggression) hin. Es ist an der Zeit, dass der Mensch lernt, sich und sein Leben in dem Bewusstsein anzunehmen, dass er selber seine Lebenszusammenhänge geschaffen hat. Wenn er Eigenverantwortung entwickelt, wird er seine Emotionen äußern können, anstatt sie gegen sich selber zu richten.

HK 1004
Abszess

Abszesse sind schwelende Zornprozesse, die häufig nicht formuliert werden bzw. wurden. Illusionen, traditionelle Glaubenssätze und Erfahrungen sind zu bleibenden Überzeugungen festgeschrieben worden. Es wäre notwendig, neuen Wind, Dynamik und Kreativität ins Leben zu bringen, damit die Selbstliebe und Individualisierung Heilung bringen kann.

HK 1005
Adipositas/Fettleibigkeit

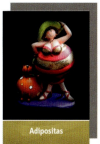

Fettleibigkeit ist ein Schutz, um Aggressionen, Verlassenheitsgefühle oder Gefühle, die aus Anpassung entstanden sind, nicht zeigen zu müssen. Vermeintliche Verpflichtungen werden hinter einem „dicken Fell" versteckt. Gefühle von Selbstbestimmung und innerer Sicherheit im Sinne von „Erleichterung" sollten unterstützt werden. Der Mensch möchte sich in seinem „Anders-Sein" angenommen fühlen und kann jetzt lernen, sich selbst anzunehmen.

HK 1006
ADS/ADHS

Die oft überdurchschnittlich intelligenten Kinder haben andere Werte und Vorstellungen als ihre Umgebung. Durch ihr Verhalten kontrollieren sie die Umwelt. Sie fungieren als „Blitzableiter", der über Ge-

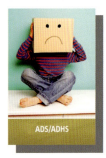

nerationen andauernden Selbstdisziplin und Gefühlsunterdrückung der anderen Familienangehörigen. Je mehr traditionelle Disziplin in der Familie zu finden ist, desto resignierter oder undiszipliniert aktiver (je nach Anlage) ist das Kind. Störend dabei ist eine starke Polarisierung der Eltern in Bezug auf das Frauen- bzw. Männerbild und die scheinbar dazugehörigen „Rollen". Es sollte erreicht werden, dass das Kind sich selbst akzeptieren und lieben lernt, obwohl es anders ist als andere.

HK 1007
Afterjucken

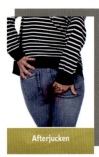

Es drängt einen Menschen dazu, sich bisher nicht geäußerten Zorn, Wut und Kritik bewusst zu machen und dies auszudrücken.

HK 1008
Akne

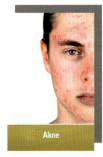

Bei der Akne finden wir wie in allen Entzündungen eine Darstellung von Zorn, Leid und Gewalt. Bei der Gesichtsakne besteht der Glaubenssatz, „das wahre" Gesicht nicht zeigen zu dürfen. Gefühle wie ungeliebt, verletzt, wehrlos und isoliert zu sein, haben die Willenskraft blockiert. Die Grundlage für diese Gefühle entsteht oft besteht eine Abhängigkeitsbeziehung oder einer erzwungenen alte Liebesbeziehung zum gegengeschlechtlichen Elternteil. Aggressionen bleiben unausgesprochen. All das kann nun verändert werden, um sich in sich selbst wohl zu fühlen.

HK 1009
Alkoholmissbrauch überwinden

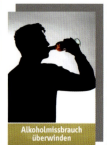

Die Basis des Alkoholmissbrauchs ist ein schwaches Selbstwertgefühl. Andere, traditionell anerkannte Menschen, werden über die eigene Persönlichkeit gestellt. Sie sind wichtiger, sind mehr wert. Nur unter Alkoholeinfluss fühlt sich der Mensch den anderen ebenbürtig und sich selbst stark. Die Folge davon ist eine neue Abhängigkeit - in diesem Fall von Alkohol. Ohne diesen können Gefühle, der eigene Wille oder nicht erlaubte Aggressionen kaum ausgedrückt werden. Die eigene Individualität zu leben wird sich weder zugestanden noch für möglich gehalten. Wenn der Mensch begreift, dass jeder Mensch seinen eigenen Wert hat und dass dieser nicht vergleichbar ist, kann er seine Sucht überwinden.

HK 1010
Allergie/Allergiebereitschaft

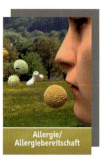

Jede Allergie, jedes Allergen hat eine tiefenpsychologische Bedeutung. Deren Deutung hilft uns zu verstehen, welche Themen, welche Ursachen von Verhaltensweisen aufgelöst werden dürfen, um uns zu freiheitlichen, individuellen Wesen entwickeln zu können. Der Allergiker steht zwischen einem aufgrund vieler Verletzungen entstandenen Sicherheitsbedürfnis und dem großen Wunsch nach individueller Freiheit, welche mehr und mehr das Sicherheitsbedürfnis ablöst.

HK 1011
Allergie gesamt

Jede Allergie und ebenso deren Allergen, hat eine tiefenpsychologische Bedeutung. Deren Deutung hilft uns zu verstehen, welche Themen, welche Ursachen bestimmter Verhaltensweisen aufgelöst werden müssen, um uns zu freiheitlichen, individuellen Wesen entwickeln zu können. Der Allergiker steht genau zwischen dem Sicherheitsbedürfnis: "Gemeinsam sind wir stark" und dem Wunsch nach individueller Freiheit, seinem Entwicklungsziel.

HK 1012
Alte Liebe

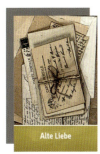

Eine emotional enge, oft unglückliche, möglicherweise geheim gehaltene „verbotene" (Liebes-)Beziehung kann nicht vergessen und losgelassen werden. Diese müsste erst emotional beendet werden, damit eine neue konstruktive Partnerschaft entstehen, erlebt und gelebt werden kann. Häufig besteht eine starke, alte, energetische oder sogar Liebesbeziehung zum gegengeschlechtlichen Elternteil. Es ist Zeit diese alte Liebe loszulassen.

HK 1013
Amalgamentgiftung

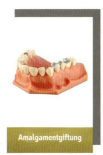

Sinnvoll zur Ausleitung von Amalgam bzw. zur Deblockierung der entsprechenden Schwermetall-Belastungen. Amalgam besteht vorrangig aus Quecksilber, welches die Symbolik trägt, sich einen Rahmen, eine Struktur und somit Beurteilungen von anderen vorgeben zu lassen. Eine Amalgam-Entfernung und Entgiftung fördert die Selbstbestimmung sprunghaft und nachhaltig.

HK 1014
Amputationsschmerz

„Muss" amputiert werden, so ist das „Opfer" das letzte Glied eines Familienverbandes, welcher seit Generationen ein bestimmtes Thema trägt. Der Amputation des rechten Beines entspricht z.B. die Missachtung der Männer der Familie. Werden die Frauen in der Familie missachtet, geht es um die Amputation des linken Beines. Bleibt ein Amputationsschmerz, so zeigt „das Opfer" die pflichterfüllende Tragik des Familienverbandes. Der Ausstieg aus dieser Tragik war bisher nicht möglich, da kein individuelles Lebensziel entwickelt wurde. Die Heilung des Amputationsschmerzes entspricht dem Ausstieg aus dem schicksalgebundenen Lebensthema der Familie. Damit öffnet sich die Tür zu einem Weg der individuellen Entwicklung.

HK 1015
Anämie

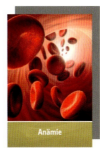

Zu viele leidvolle Erfahrungen haben bewirkt, dass das Leben negativ und freudlos empfunden wird. Das Wissen um die Eigenverantwortung, dass wir selbst mit unserem göttlichen Anteil, das Leben mit seinen Erfahrungen konzipieren, muss noch verinnerlicht werden. Erst dann kann Leid in Lebensfreude verwandelt werden.

HK 1016
Anaerobe Erreger

Kritiklose, unbewusste Helfer - vergleichbar mit dem Verdauungsprozess - unterstützen unser Leben. Diese aus der Gemeinschaft, aus dem sinnvollen Kontext ausgestiegenen trotzigen „Helfer" haben sich verselbstständigt und bedrohen unser Leben. Damit symbolisieren die trotzigen Helfer unsere eigenen trotzigen unbewussten Anteile, die wieder in die Gemeinschaft zum Wohle des Ganzen integriert werden sollten.

HK 1017
Anbindung

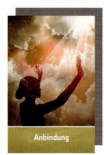

Die innere Sicherheit und Klarheit des eigenen Selbst als göttlicher, kreativer Anteil wird deutlich und spirituell genährt. Bisheriges Bewertungsdenken kann mehr und mehr überwunden und die polarisierte Denk- und Handlungsweise in Gelassenheit verwandelt werden.

HK 1018
Anerkennung

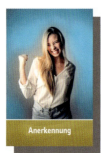

Der Mensch misstraut sich selbst. Das Vertrauen in die eigene Individualität fehlt. Er meint bestätigt werden zu müssen, um dazu zu gehören. Er sollte lernen, sein Selbst, sein Anderssein wertzuschätzen, um sich als wesentlichen Teil des Ganzen erfahren und leben zu können. Erst wenn ich mich selbst anerkenne, kann es auch das Außen.

HK 1019
Angina pectoris

Als Vorstufe eines Herzinfarktes symbolisiert die Angina pectoris grundsätzlich das Thema der fehlenden Selbstliebe. Um diese zu kaschieren und das Selbstwertgefühl zu stabilisieren, versucht man unter anderem, sich Zuneigung und Anerkennung durch Tun für Andere zu „erkaufen". Die Lebensfreude wird durch den Helfertrieb eingeschränkt. Die Gruppe, z.B. die Familie, soll aus Dankbarkeit Anerkennung und damit Selbstwertgefühl liefern. Die Enttäuschung, z.B. durch Nichtachtung oder einen anderen Vertrauensbruch, lässt nicht lange auf sich warten. An die Stelle des durch den Helfertrieb getarnten Machtanspruchs muss Selbstliebe und Selbstachtung treten.

HK 1020
Angst vor dem Zahnarzt

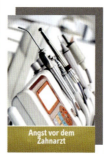

In früheren Zeiten wurden die zahnärztlichen Behandlungen von Badern auf dem Marktplatz ausgeführt. Dies geschah gewöhnlich ohne Narkose. Unbewusst erinnern sich Menschen an erlittene genetisch fixierte Folter- oder unausweichliche Schmerzzustände, die erneut erwartet und unbewusst mit den Tätigkeiten des Zahnarztes assoziiert werden. Wird die Bewertung des Erlittenen herausgenommen und damit das Schmerzgedächtnis befreit, ist der Mensch wieder unbefangen und frei.

HK 1021
Angst vor der Dunkelheit

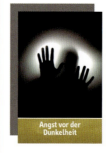

Das Dunkle symbolisiert das Unbekannte, Unbewusste, welches bisher auch im Sinne von „Geheimwissens" ignoriert und unterdrückt werden musste. Auch Familiengeheimnisse und traditionell Unerwünschtes, dessen „Entschleierung" Imagekonzepte in Frage stellt, ist in der Dunkelheit verborgen. All dies darf und kann heute aufgedeckt und klargestellt werden.

HK 1022
Anorexie

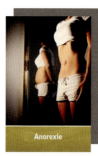

Anorexie symbolisiert die Übernahme der Trennungs- oder Todessehnsüchte enger Familienmitglieder, meist die der Mutter, selten die des Vaters. Durch die Todessehnsucht eines Elternteils ist die Sicherheit im Leben oder/und das Versorgt sein in Gefahr. Der mögliche Verlust des Elternteils scheint schwerer zu wiegen als das eigene Leben. Das Prinzip der Eigenverantwortlichkeit will nun verstanden und integriert werden.

HK 1023
Antibiotika-Ausleitung

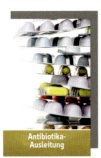

Antibiotika dienen der Unterdrückung von Veränderungs- und Aggressionsprozessen zugunsten der Gewohnheit und der Erhaltung der gewohnten Gruppendynamik, z.B. die der Familie. Somit wird der Veränderungswunsch eines Einzelnen aus der Gruppe unterdrückt, damit die bestehende Situation „geschützt" werden kann. Nach der Antibiotikagabe wird meist aus dem Veränderungswunsch Apathie, Gleichgültigkeit und Konfliktunwilligkeit den eigenen Wünschen gegenüber. Die Ausleitung befreit den Stagnationsprozess.

HK 1024
Antriebslosigkeit

Die Anpassung an andere hat ihren Wert verloren. Die bisherigen Motive um sich anzupassen haben auch keine wirkliche Lebensdynamik, sondern nur Enttäuschung gebracht. Es ist notwendig, das Eigene, das Individuelle zu finden, um aus der Stagnation in die Lebensdynamik zu kommen.

HK 1026
Aphten

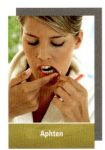

Die Aphten zeigen den Zorn, der entwickelt wird, wenn eine Persönlichkeit sich dem „Familiengeschmack" bezüglich des Lebens angepasst hat. Jetzt bemerkt sie, dass dieser ihr überhaupt nicht entspricht, glaubt aber, die Situation nicht klarstellen zu können oder dazu, z.B. als kleines Kind, nicht in der Lage gewesen zu sein. Das Bewusstsein von Stärke, die jeder Mensch entwickeln kann, um aus der Anpassung zur Individualität zu gelangen, kann jetzt wachsen.

HK 1027
Apoplexie

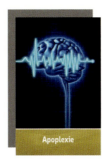

Die einseitige Sichtweise: Die rationale und die emotionale Seite bringt der apoplexgefährdete Patient nicht zusammen. Entweder ist er "gefühlsfixiert" z.B. „über diesen Verlust komme ich nie hinweg") oder er ist "rational fixiert" („das Leben läuft nach meinem Denkmuster"). Als Ergebnis prägender Kindheitserlebnisse ist oft die Identifikation mit einem Elternteil erfolgt. Die einseitige Bewertung: Vater gut/Mutter schlecht oder Mutter gut/Vater schlecht ist häufig als Folge der Manipulation durch einen Elternteil entstanden. Mit dieser Festlegung ist der Ausgleich der beiden Körperhälften blockiert. Dass jeder "Schicksalsschlag" auch eine sinnvolle Bedeutung hat, wird nicht wahrgenommen. Ebenso darf es nicht sein, dass zu jeder Überzeugung auch Ausnahmen gehören. Der Mensch kann jetzt erleben, wie sich Fixierungen in Lebensdynamik verwandeln, wenn er bereit ist, seine alten Glaubenssätze loszulassen.

HK 1028
Appendizitis

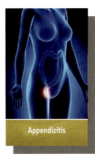

Der Ausbruch aus infiltrierten, traditionellen Bewertungsmustern geschieht durch schmerzhafte, wütende Erkenntnis der bisher gelebten kritiklosen Abhängigkeit. Traditionelles möchte nicht mehr integriert werden. Ausbrechen aus traditioneller Gemeinschaft und Rollenverteilung hin zur Entwicklung eigener Maßstäbe.

HK 1029
Arnika PA

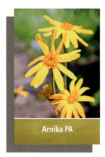

Arnika als das Thema: Sich verletzt, einsam und resigniert zurückziehen, ist ein verständlicher und verbreiteter Verhaltensmechanimus. Dieser führt aber dazu, dass die Entwicklung stagniert, da kein Auseinandersetzungswille (mehr) vorhanden ist. Dieses tief verwurzelte Thema wird auf vielen Ebenen zeitgleich entwertet, damit die Menschen wieder frei werden zur weiteren „Auswicklung" aus tiefen Lebensthemen.

HK 1030
Arrogant

Tiefe leidvolle Erlebnisse haben bewirkt, dass die Bereitschaft, sich mit dem Leben auseinanderzusetzen, verloren gegangen ist. Ein emotionales Einlassen auf das Leben wird verweigert. Somit ist auch die Möglichkeit sich zu individualisieren blockiert. Ein „JA" zum Leben ist notwendig, um sich zum Individuum entwickeln zu können, welches dem Leben freudig und unverletzt begegnen kann.

HK 1031
Arthrose

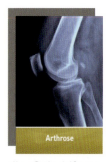

Das Bedürfnis nach Anerkennung und Liebe hat sich verselbstständigt, es scheint unverzichtbar. Der Mensch, von dem man Liebe erwartet, ist aber so geprägt, wie er eben nun einmal ist. Es entstehen Missverständnisse, weil die Schuldfrage gestellt wird. Was muss an meinem Verhalten geändert werden, damit ich ein Recht auf Liebe erwerben kann? Das gewünschte Ziel wird mit allen Mitteln, z.B. mit zerfleischender Kritik oder Selbstkritik, verfolgt. Die innere Sicherheit und Selbstachtung ist schon verloren. Die Gelenke zeigen nun die innere Sehnsucht nach enger Verbundenheit und das fehlende Loslassen. Der Mensch darf lernen, dass Liebe nur dann fließen kann, wenn er sie frei lässt.

HK 1032
Arzneimittelmissbrauch überwinden

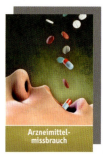

Die eigenen Potentiale sowie die Persönlichkeitsentwicklung wurden aus Unsicherheit oder fehlender mentaler Stärke unterdrückt. Aus diesem Grund entwickelte das Unbewusste körperliche oder psychische Symptome, die dann wiederum mit Arzneien der klassischen Medizin unterdrückt wurden, um wenigstens den „Status quo" zu erhalten. Der Mensch weicht damit der eigenen Persönlichkeitsentwicklung wieder und wieder aus. Das Unbewusste zeigt durch die Körpersprache die zu bearbeitenden Themen und die notwendige Entwicklung. Die Blockade wird nun aufgelöst und die notwendige Entwicklung kann nachgeholt werden.

HK 1033
Asthma bronchiale

Beschützende Dominanz anstelle freier Entfaltung des Eigenen. Versorgt werden und Zugehörigkeit sind dem Asthmatiker wichtiger als seine freie individuelle Entwicklung. Aus diesem Grund lässt er sich von einer Persönlichkeit in seiner Umgebung besetzen und deren Werte aufprägen (z.B. Gluckenmutter). Er fühlt sich von der versorgenden Persönlichkeit zwar bevormundet bzw. besetzt, wehrt sich aber nicht. Die Prägungen, die aus einer solchen Situation entstehen, gehen so weit, dass die "besetzende Persönlichkeit" selbst nicht mehr aktiven Zugriff auf den Asthmatiker haben muss, sie kann bereits verstorben sein. Oft wird sie durch eine "Vertretung" ersetzt. Für seine scheinbare Sicherheit hat der Asthmatiker viel investiert und ist jetzt nicht mehr bereit weiterhin zu geben (Schwierigkeit bei der Ausatmung). Die Übernahme der Eigenverantwortung bleibt aber ebenso aus. Oft wird das spätere Asthma schon pränatal angelegt. Die Seele des Kindes hat sich vorgenommen der scheinbar schwachen Mutter zu helfen, das Leben zu bestehen. Dieser Versuch scheitert. Das Asthma kann dann geheilt werden, wenn der Mensch begreift, dass Hierarchien nur Scheinsicherheit bieten und dass wahre Selbstsicherheit nur von Innen kommen kann.

HK 1034
Astigmatismus

Seit Generationen existieren bewertete Sichtweisen innerhalb der Familie z.B. über das Miteinander von Männern und Frauen, die jeweils von den Folgegenerationen kritiklos übernommen wurden. Die eigene, individuelle Sichtweise entspricht allerdings nicht jener der Vorfahren, was Unsicherheit erzeugt. Die eigene Identität wird an der Familienbewertung gemessen und beurteilt. Wie das Leben oder die bewerteten Themen nun gesehen werden sollen, ob individuell und abgekoppelt von der Familie oder in gleicher Weise wie diese, aber auch mit dem Gefühl der Unterstützung durch sie, zeigt sich an der Stärke der Hornhautverkrümmung. Das Ziel sollte sein, soviel innere Stärke zu entwickeln, dass der Mensch sich seine eigene Sichtweise zutraut, ohne dadurch seine Zugehörigkeit in Gefahr zu sehen.

HK 1035
Atemnot

Die Atemnot symbolisiert den Zustand der Lebens- und Kommunikationsverweigerung. Aus unverarbeiteten Schocksituationen wurde ein massives Sicherheitsbedürfnis, welches nie erfüllt wurde. Die Verarbeitung der Konflikte wurde bisher vermieden. Es gilt nun, den alten Verletzungen ins Auge zu sehen um wieder Zugang zur Dynamik des Lebens zu erlangen in der ein freudiges Geben und Nehmen selbstverständlich ist.

HK 1036
Atrophie

Alles Lebendige, was nicht mehr benutzt wird, verkleinert sich oder stirbt ab. Das Leben scheint in bestimmten Bereichen sinnlos geworden zu sein. Erfolglos wurde der Liebe hinterher gelaufen. Nun wird dies resigniert zur Kenntnis genommen. Hinter der Mamma-Atrophie beispielsweise verbirgt sich die Erkenntnis, dass es sich nicht lohnt, andere zu versorgen, nur um sich geliebt zu fühlen. Wird dieses Thema verstanden und aufgelöst, kann die Verantwortung für den eigenen Lebensweg übernommen werden.

HK 1037
Aufrichtungsunwille

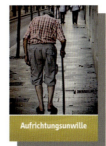
Aufrichtungsunwille

Gewohnheit und der scheinbare Anpassungszwang an die Umgebung bewirken, dass der Mensch keinen oder wenig Zugang zu sich selbst und zu seiner Individualität hat. Er muss sich dazu entscheiden, sich „gerade" zu machen, die eigenen Wünsche, sein Eigenes, zu spüren und sich dafür einzusetzen. Er kann sich zum eigenen Wohl aufrichten. Dies muss oft genug gegen die Bürde der Gewohnheiten vieler Vorfahren geschehen, die bis zu sieben Generationen zurückgehen kann.

HK 1038
Aufwärts

Ausstieg aus der familiären Leidensthematik. In der Familie wird alles das, was Erfolg bedeuten könnte, sofort eliminiert. Sich etwas aufbauen und dies sofort wieder, meist unbewusst, zerstören. Die Auseinandersetzung mit diesem Thema fördert die Entscheidung, Erfolg und Selbstbestimmung haben zu dürfen und nicht dafür bestraft werden zu müssen. Der positive Glaubenssatz: „Ab sofort geht es aufwärts!" wird gefördert.

HK 1039
Augentrockenheit

Anteile von „Sich-selbst-Verleugnen" oder „Nicht-wahrhaben-Wollen". Die dazugehörigen Gefühle wurden im Inneren versteckt. Der Mensch kultiviert ein falsches oder verzerrtes Selbstbild, fühlt sich unbewusst schuldig und neigt zur Selbstbestrafung. Es ist an der Zeit, sich selbst im Spiel des Lebens wertneutral sehen zu können.

HK 1040
Aus Kampf wird Liebe

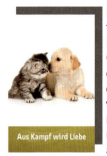

Der karmische Kampf tobt über diverse Leben. Der ständige Kampf von Opfer/Täter hat niemanden weitergebracht. Nur die Auflösung von Bewertungen bringt die notwendige Gelassenheit und Liebe, um das Leben als Spiel wahrnehmen zu können.

HK 1041
Aus traditioneller Lähmung zur zwanglosen Individualität

Traditionen sind Wiederholungen bewährter oder auch sinnloser, weil sinnentstellter Lebenssituationen. Je deutlicher der ursprüngliche Sinn vergessen wurde, desto sinnloser und lähmender werden die Wiederholungen. Nachträglich hinter die Gewohnheiten zu blicken und mutig Sinnentleertes im Leben zu eliminieren, macht locker, leicht und zwanglos.

HK 1042
Ausgleich Täter/Opfer

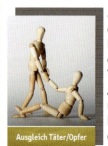

Jeder, der sich als Opfer erleben und fühlen will, benötigt einen Partner, der sich als Täter zur Verfügung stellt. In dem Augenblick, in dem wir uns selbst in unserer Rolle nicht ernst nehmen, das Leben als Spiel verstehen und leben können, sind wir frei. Alle Bewertungen können sich nun auflösen und der Wiederholungszwang hat ein Ende. Die Polarität beginnt sich aufzulösen, ein neues Spiel kann und darf inszeniert werden.

HK 1043
Aussitzen

Aktives Handeln wird häufig aus der Familientradition heraus negativ bewertet. Eventuell existiert die Erfahrung, dass aktives Handeln Schaden bewirkt hat. Aussitzen ist die scheinbar diplomatischere Variante, die aber hintergründig vor der „Katastrophe" des aktiven Handelns schützen soll. Die größte Angst besteht darin, Fehler zu machen. Nach der Auseinandersetzung mit dem Thema entstehen oft Aggressionen, die auf das Ursprungstrauma hinweisen und die Chance zur Auflösung bieten.

HK 1044
Austausch leibliche/spirituelle Mutter

Für manche Menschen ist die leibliche Mutter eine Herausforderung, weil sie energetisch total anders ist. Das erste, dritte, fünfte Kind ähnelt in seiner Verhaltensweise gewöhnlich mehr dem Vater als der Mutter. Die schicksalhafte Aufgabe, sich selbst und seine Andersartigkeit in der Spiegelung des anderen zu entdecken, ist gelegentlich konfliktgeladen. Die tiefe Sehnsucht nach Zugehörigkeit, Versorgt- und Geliebt-Sein durch eine unterstützende Mutter wird zur belastenden Illusion, wenn die Mutterfigur ebenso mit der Aufgabe konfrontiert ist, Konflikte zu bewältigen. Erst mit der zunehmenden Reifung wird die eigentliche Ursache und Aufgabe des Zusammentreffens zweier Seelen deutlich. Dann wird klar, dass die Familie der größte Konfliktherd sein kann für das, was zu lernen ist. Diese bewertete Sicht zu entwerten hilft, die seelische Verwurzelung in der spirituellen Mutter zu finden, die uns stärkt und uns Fürsorgerin und Freundin ist.

HK 1045
Auszehrung

Die Menschen, die ihre Individualität noch nicht entdeckt haben, akzeptieren Obrigkeit, Anpassung und Unterordnung. Sie versuchen, die Erwartung anderer zu erfüllen und vergeuden ihre Lebensenergie. Erst dann, wenn sie zu sich selbst stehen im Sinne „Erst wenn ich mich selbst liebe, kann ich auch andere lieben", dann füllt sich die Lebensbatterie.

HK 1046
Autismus

Peinlicher Ordnungssinn auf der einen und Genialität im Tun auf der anderen Seite stehen sich gegenüber. Zwei Dimensionen scheinen keine Verbindung zu haben. Das Verbindende, das Gefühl - besonders für andere - fehlt und kann über das kommunikative Einlassen ins Hier und Jetzt gelernt werden.

HK 1047
Autoaggression

Wenn Aggressionen nicht erlaubt sind oder durch Autoritäten, die oft Schuldgefühle auslösen, unterdrückt werden, wird die Autoaggression zur scheinbar einzigen Möglichkeit des Handelns. Unterstützend bei masochistischen Verhaltensmustern. Der Mensch sollte lernen, zu sich zu stehen, um Unabhängigkeit zu erlangen. Erst dann kann er seine Kraft für sich anstatt gegen sich anwenden.

HK 1048
Basisentgiftung

Heutzutage werden wir mit einer Vielzahl von Toxinen und Belastungen konfrontiert. Diese können eine homöopathische Behandlung blockieren. Deshalb ist es angeraten, die Basisentgiftung als Therapiegrundlage zu verwenden.

HK 1049
Beckenboden stabilisieren

Die Regulationsmöglichkeit des Beckenbodens zeigt, in welchem Maße sich der Mensch natürlich - also seinen Anlagen und Neigungen gemäß - verhält oder ob er seine Gefühle den traditionellen und moralischen Diktaten anpasst. Verbissenheit macht auf Dauer schwach. Je individueller sich ein Mensch verhält, desto flexibler und stabiler ist sein Beckenboden.

HK 1050
Beckenstabilisierung

Steht das Becken aufgrund alter Verletzungen schief, haben die Beine eine unterschiedliche Länge, ist die Wirbelsäule instabil, dann liegt zumeist eine körperliche oder seelische Missbrauchsthematik vor. Wird diese zusätzlich behandelt, bringt die Beckenstabilisierung Wurzel- und Scheitel-Chakren in harmonischen Ausgleich.

HK 1051
Bedingungslos annehmen

Schicksalsschläge und problematische Lebensumstände werden als Herausforderung und Lernaufgabe angenommen. Es gilt, die Themen, die uns das Schicksal stellt, anzunehmen und zu lösen. Alles, was uns geschieht, ist von uns bestellt, lösbar und bringt uns weiter.

HK 1052
Befreiung aus der Resignation

Der Zwiespalt zwischen dem eigenen „Anderssein" und der Erwartung anderer

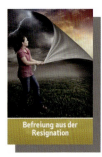

„normal" und „angepasst" zu leben, führt zur inneren Zerrissenheit. Wenn das Anderssein, das Individuelle, die eigene Persönlichkeit innerlich akzeptiert wird, wenn der Mensch zu sich selbst steht, auch wenn er sich als Fremdkörper, Weltverbesserer oder Außenseiter fühlt, kann und wird sich die innere Stärke so entfalten, dass sich Freiheit und Selbstbestimmung zeigen können.

HK 1499
Beschützt

Alte Defizite von „beschützt werden" aus der Kindheit haben sich verselbstständigt. Das Gefühl von chronischen Ängsten und Unsicherheit hat sich entwickelt, um das Defizit zu kompensieren. Es darf nun erkannt werden, dass der erwachsene Mensch das innere Kind selbst beschützen und hüten kann. Die kompensatorischen Muster werden so lösbar.

HK 1053
Besenreiser

Wenn die Lebenskraft noch nicht für gesundes Eigeninteresse genutzt wird, alte Verletzungen noch vor sich hin schwelen und der Mensch sich von anderen missachtet fühlt, wird er um Versorgung und Unterstützung kämpfen. Bisher wird nur Kraft aufgebracht, um vorhandene Verletzungen zu zeigen, das Individuelle bleibt noch sehr unterdrückt. Erst wenn diese alten Verletzungen geklärt und befriedet sind, kann die Kraft in konstruktive Bahnen gelenkt werden.

HK 1054
Bestrafungen loslassen

Erlebte Bestrafungen fördern die Unsicherheit, den eigenen Wünschen und Vorstellungen zu folgen. Was dazu führt, sich zu unterwerfen, um sich vor weiteren Bestrafungen zu schützen. Es kann jetzt gelernt werden, wieder Kraft und Selbstvertrauen zu investieren, um sein Leben selbstbestimmt zu leben.

HK 1055
Bettnässen

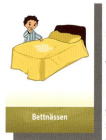

Gefühle, die im Alltagsbewusstsein eines Menschen nicht wahrgenommen und geäußert werden, zeigen sich häufig im Bettnässen: Kummer, Trauer, Abhängigkeit, Leistungsdruck, sich ungeliebt fühlen, sich unterwerfen müssen etc.. All diese Gefühle können, wenn sie nicht offenbart werden, nächtliches Bettnässen aktivieren. Dann gilt es, diese Gefühle aufzudecken, wahrzunehmen und zu verarbeiten.

HK 1057
Bindegewebsschwäche

Ein schwaches Bindegewebe symbolisiert eine fehlende innere Mitte oder fehlende innere Sicherheit. Das Verhaltensmuster, dem Lebenskampf durch Anpassung zu entgehen, findet sich unter Umständen bereits in den vorhergehenden Generationen. Der Zwang, unbedingt Halt und Absicherung fast erzwingen zu wollen, kann jetzt aufgelöst werden.

HK 1058
Bissverletzung

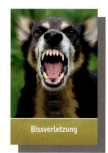

Innere Ängste, die das Eigene schwächen, überlagern die Vitalkraft. Der Mensch macht sich klein. Fehlendes Vertrauen in sich selbst führt zu einer geschwächten Ausstrahlung auf das Gegenüber. Es kommt zu einem Kampf, der solange verloren wird, bis die Persönlichkeit gereift, authentisch und liebevoll ist.

HK 1059
Blähungskolik

Das neue Leben ist besonders für kleine Kinder gewöhnungsbedürftig. Jedes Nahrungsmittel beinhaltet eine Symbolik, die einen unbewussten Konflikt auslösen kann. Allergische Elternbeziehungen, alte Schwüre, unterdrücktes Leid sind alles Themen, die Blähungskoliken nach sich ziehen können. Es will gelernt werden, die Impulse des Lebens als Entwicklungs- und Erkenntnischance anzunehmen und zu integrieren.

HK 1060
Blockierte Lebensenergie

Aus dem anerzogenen Gefühl, von Gott nicht angenommen zu sein, ist das Gefühl entstanden, die schönen Dinge im Leben nicht nutzen zu dürfen, büßen zu müssen. Lust und Liebe gelten als der Preis für das Angenommen-Sein. Da niemand da ist, der das Ende des Buße-Tuns bestimmt, bestraft der Mensch sich immer und immer wieder selbst. Erst wenn er sich gegen die Dogmen und Vorschriften entscheidet, ist der Weg zur Eigenverantwortlichkeit und Spiritualität geebnet. Das Leben darf gelebt werden.

HK 1061
Blut im Urin

Leidvolle Erinnerungen an Gewalt überschatten die Gefühle im Hier und Jetzt. Die zur Gewohnheit gewordene Erwartung von Gewalt scheint sich nur durch Disziplin in der Gefühlswelt beherrschen zu lassen. Der Mensch darf lernen, sich und seine Erlebnisse als Erfahrung anzunehmen, um Gewaltprägungen auflösen zu können.

HK 1062
Bodenständigkeit fehlend

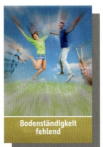

Bei schwerer Traumatisierung z. B. einer Vergewaltigung, ziehen sich Seelenanteile und damit Teile des körperlichen Bewusstseins eines Menschen aus dem Körper. Er weiß nichts mehr und fühlt nichts mehr. Es geht ihm scheinbar gut, der Schock oder Konflikt ist nicht mehr spürbar. Ein Erdungsprozess ist notwendig, um das verdrängte Erlebnis bearbeiten zu können. Allerdings kommt es relativ häufig vor, dass Seelenanteile ohne Hilfe nicht wieder in den Körper zurückkehren. So wird häufig von Menschen, die unter einer Vielzahl tragischer Erlebnisse oder unter den Folgen von Schocksituationen leiden, ausgesagt, dass sie „neben sich" stünden. Der Erdungsprozess dient dazu, sich an verletzende Dinge wieder erinnern zu können. Diese sollten dann aufgearbeitet werden. Damit erwirbt sich der Mensch seine bisher im Trauma festgelegte Lebenskraft zurück.

HK 1063
Borreliose

Die Zecke als Blutsauger symbolisiert, dass ein Lebewesen - Mensch oder Tier - sich anderen anbietet, um ausgenutzt zu werden. Der Hintergrund dieses Tuns ist fehlendes Selbstwertgefühl. Borreliosepatienten sind gewöhnlich intelligente, begabte, fähige Menschen, die erfolglos die „traditionellen" Pflichten erfüllen wollen, um dazuzugehören. Zeckenbefallene Tiere symbolisieren das Thema stellvertretend für „ihren" Menschen. Zugehörigkeit soll durch Dienen erkauft werden – wenn dieser Irrtum durchschaut wurde, können sich Selbstwert und Selbstachtung entwickeln.

HK 1064
Bronchitis verstehen und überwinden

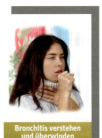

Die Bronchitis symbolisiert Streitsituationen in der Umgebung, die häufig unausgesprochen bleiben. Ein übergroßes Harmoniebedürfnis muss bewältigt werden. Die Kraft, die für das Einmischen in die Konflikte anderer ver-

HK 1065
Brustwarzen wund

Die Schwangerschaft war gedanklich ein Tauschhandel, der nicht aufgegangen ist. „Ich schenke Dir ein Kind und Du gibst mir Versorgung, Unterstützung und Sicherheit". Das Kind symbolisiert die Schmerzhaftigkeit des Irrtums. Die Übernahme von Eigenverantwortung ist die Lösung für die Mutter.

HK 1066
Bursitis

Der Mensch hält an alten, unangenehmen und belastenden Denkstrukturen und Glaubenssätzen fest. Er hat keinen Mut Ansprüche zu stellen, da der Glaubenssatz: „Das Leben ist ein harter Kampf" wenig Raum für das Ausleben eigener Bedürfnisse lässt. Erst wenn erkannt ist, dass jeder Mensch die Wahl hat, das Leben auch spielerisch sehen zu können, werden die negativen Denkprogramme unnötig und können der freien Entwicklung der Persönlichkeit weichen.

HK 1068
Cholera

In der Seuchenerkrankung Cholera steckt folgendes Lernthema: Tiefe Lebensängste und das Gefühl fehlender Lebensberechtigung sollte überwunden werden. Besonders wenn Reiseländer gewählt werden, in denen Cholera noch vorkommt, steht dieses Thema als Herausforderung für die Persönlichkeitsentwicklung im Raum.

HK 1071
Condylome

Selbstzweifel sowie Aggressions- und Hassgefühle sind über lange Zeit immer wieder aufgekeimt und mussten verdrängt werden. Große Seelenanteile des Menschen führen nun ein Schattendasein und mussten hinter scheinbarer Bedürfnislosigkeit, Aufopferung und devoter Handlungsweise versteckt werden. Erst wenn die Entscheidung gegen die Anpassungszwänge gefällt ist, können sich Selbstbewusstsein, Spiritualität und Individualität entfalten.

HK 1072
Cortison-Ausleitung

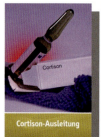

Durch die Gabe von Cortison werden Zorn, Kritik und Auflehnung unterdrückt. Die Konfliktfähigkeit wird eingeschränkt. Stattdessen breiten sich Resignation und innere Isolation aus. Nach der Cortison-Ausleitung sind sowohl Kreativitäts- wie auch Aggressionsschübe zu erwarten, da unterdrückte Potentiale frei werden.

HK 1500
Das Leben wird zum Spiel

Sich über Generationen wiederholende Verhaltensmuster, die einseitig bewertet sind, machen krank, schwerfällig, festgefahren und alt. Die Wiederholung kann aber auch positiv genutzt werden, indem Bewusstsein hin eingelenkt wird. Über den Prozess des Bewusstseins entsteht im optimalen Fall Erkenntnis und Verstehen. Die einseitige Bewertung kann so aufgelöst werden und das bisher negativ bewertete Leben wird zum Spiel der Erfahrung. Damit kehren Leichtigkeit und Freude ins Leben zurück.

HK 1073
Dekubitus

Konflikte, Schwüre, Überzeugungen wurden vielleicht ein Leben lang nicht bewältigt und stattdessen der Rückzug angetreten. Diese unterdrückten Konflikte haben sich in körperlich sichtbare Erkrankungen umgewandelt, die z. B. eine OP erfordern. Die unterdrückte Aktivität und der nicht gelebte Kampfeswille führen zur „Selbstzerstörung". Die Lokalisation des Dekubitus und auch die begünstigenden

Vorerkrankungen weisen den Weg zu den alten Themen, die endlich angeschaut und aufgelöst werden wollen.

HK 1074
Demenz

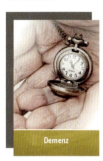

Über viele Generationen, über viele Leben, war der Lebensverlauf geprägt von Anpassung, Selbstverleugnung und oft familiärer Verpflichtung. Wie ein Fluch wurden aufkeimende Zuckungen von Individualität und persönlicher Freiheit niedergedrückt. Die Angst, alleine dazustehen, sich weiterhin nicht angenommen und ungeliebt fühlen zu müssen, war zu groß. Es sollte gelernt werden, dass jeder Mensch ein gewolltes Kind Gottes ist, eine Individualität mit all seinen Eigenarten und Potentialen. Eben diese können sich dann entfalten, wenn sich der Mensch selbst annimmt und liebt.

HK 1076
Depression auflösen

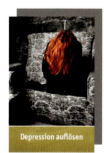

Lebensdynamik und Lebensfreude wurden ebenso unterdrückt wie die aus dieser Unterdrückung entstandenen Aggressionen. Das Ergebnis davon ist die Depression. Nach der Konfrontation mit den unterdrückten Themen kann es zu Zornesausbrüchen kommen, die aus alten Konflikten z.B. mit den Eltern stammen. Werden diese Aggressionen zugelassen und akzeptiert, verwandeln sich diese in Verzeihen und Gelassenheit. Dies ist die Basis der Gesundung.

HK 1493
Desillusionierung

Die unter emotionalem Druck wie z.B. Zwang oder verbotener Sexualität entstandenen Vorstellungen und Illusionen des „Sich-geliebt-Fühlens" um die Situation ertragen zu können. Diese kompensatorischen Gefühle dürfen nun erkannt und aufgelöst werden.

HK 1077
Detox allgemein

Gifte nennen wir die Dinge, die in unserem Bewusstsein mehr Wert bekommen, als der Wert, den wir uns selbst geben. Verbreitet sind im übertragenen Sinne: Abhängigkeit, Familienanpassung, Lebensverweigerung und Anlehnungszwänge. Diese Themen deklinieren sich bis hin ins Stoffliche. Erst wenn das Leben als Herausforderung angenommen wird, wird der Weg der Selbstverantwortung uns zu uns selbst führen.

HK 1078
Detox A

Zur Ausleitung von unterdrückend wirkenden klassischen schulmedizinischen Medikamentengaben.

HK 1079
Detox E

Zur Ausleitung der heute vielfach verwendeter Nahrungsmittelzusatzstoffe.

HK 1080
Diabetes

Sorge anstelle von Lust. Lebensgenuss scheint verboten, wird nicht angenommen und gelebt. Häufig sind vorhandene negative Bewertungen von Sexualität und Kreativität wichtige Ursachen für die Diabetes-Erkrankung, wenn diese als die "verbotene Süße des Lebens" im Sinne eines „Sich - selbst - auf - das - Leben - einlassen-Wollens" innerlich als unerreichbar bewertet sind. Als Kompensation findet die Umkehrung des Lebensgenusses in Kontrolle, Verzicht und Opferrolle statt. Das Leid der Familie wird übernommen. Das Familienkarma wird als Lebensinhalt getragen. Ein eigenverantwortlich gestalteter Lebensweg und die Befreiung von Fremden übernommen Werten und Maßstäben gibt dem Lebensgenuss und all seinen Facetten wieder Raum.

HK 1081
Diphterie-Krankheitsnachsorge

Es besteht ein massives Kommunikationsproblem. Der Mensch traut sich nicht, seine Bedürfnisse anderen gegenüber zu formulieren oder sich mit Impulsen von außen zu konfrontieren. Der für die Diphtherie typisch süßliche Mundgeruch deutet auf schleimig freundliche Kommunikation hin, auf ein süßliches Verbalisieren. Die individuelle Unzufriedenheit wird aber nicht formuliert. Der Mensch hat es aufgegeben, etwas ihn tief Bewegendes zu äußern oder Tiefgehendes von anderen integrieren zu wollen. Es findet nur noch oberflächliche Kommunikation statt. Je mehr der Mensch seine eigenen Gefühle und Impulse wahrnimmt und umzusetzen lernt, umso mehr kann er sich auch wieder auf lebendige, gehaltvolle und aufrichtige Kommunikation einlassen.

HK 1082
Doppelt

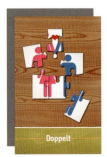

In innerer Zwiespältigkeit haben sich einander entgegenstehende Pole manifestiert. Dies geschieht, wenn Vater und Mutter charakterlich oder in der emotionalen Struktur sehr unterschiedlich sind oder waren, wenn die rechte und die linke Körperseite unterschiedlich reagieren oder schwerpunktmäßig einseitige Symptome zu finden sind. Ziel ist es, die oft sehr unterschiedlichen Qualitäten der Eltern in sich zu vereinigen.

HK 1084
Drüsen

Die Drüsen sind die Energietransformatoren auf der körperlichen Ebene. Glaubenssätze, zu große Anpassung und Unterdrückungen, speziell die der Sexualität, blockieren den individuellen Energiefluss als Folgen „fremdbestimmter" Lebensweise. Selbstbestimmung kann nur durch Übernahme von Eigenverantwortung erreicht werden. Wird die Lebensenergie nicht mehr ausschließlich genutzt, um in überholten, traditionellen Gefügen zu verharren, kann sie wieder frei fließen und den Menschen voll spielerischer Lebensfreude seinen Weg finden lassen.

HK 1085
Dumpf

Hilfreich bei Glutamat-Allergie bzw. Glutamat- oder bei Süßstoffunverträglichkeiten, die oft nicht bekannt oder bewusst sind. Durch Glutamatzusätze in Speisen entstehen „Hirnblockaden". Menschen, die die Eigenverantwortung für sich noch nicht übernommen haben und auf Anweisungen anderer warten, also in der Regel nur reaktiv agieren, werden geistig dumpf und langsam.

HK 1086
Duodenum

Am Gesundheitszustand des Duodenums wird sichtbar, wie weit der Mensch fähig ist, sich selbst in aller Klarheit zu steuern und über sich selbst zu bestimmen. Je deutlicher das Thema „Gemeinsam sind wir stark" noch vorhanden ist, desto schwieriger wird die Individualisierung. Um die in der Speise versteckten Entwicklungsthemen lösen zu können, sollten Selbstwert und Selbstbestimmung gelebt werden.

HK 1087
Durchfall

Durchfall symbolisiert Lebensangst. „Schiss haben" sagt der Volksmund. Die unterschiedlichsten Motive der Lebensangst zeigen sich oft auf Reisen. Durchfall nach dem Essen ungewohnter Nahrung, schlechtem Wasser etc. lassen Rückschlüsse auf unbewusste Ängste zu.

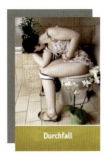

Chronischer Durchfall, eine massive Form der Lebensangst, ist geprägt durch die genetische Erinnerung alter Seuchen. Wird diese aufgelöst, steht das Lebenspotential, das durch diese Ängste gebunden wurde, zur Verfügung, um das Individuelle zu entfalten.

HK 1088
Dynamisierung unbewusster Seelenanteile

Erlebte, meist negativ bewertete Erfahrungen werden im Unbewussten konserviert und blockieren die Seelenanteile. Es ist wichtig, den Mut aufzubringen, belastende Erfahrungen bis zur Auflösung zu wiederholen, um die Lebensdynamik wieder frei zu setzen.

HK 1090
Edle Werte

Der Vorsatz „Edel sei der Mensch, hilfreich und gut" ist zum Fluch geworden und behindert das direkte individuelle Verhalten. Anderen Menschen wird mehr Aufmerksamkeit geschenkt als man es sich für sich selbst herausnimmt. Es ist an der Zeit, dass „Klerikale Prägungen" abgebaut werden, damit freie, spielerische Gemeinschaft jenseits von Belohnung und Bestrafung gelebt werden kann.

HK 1092
Eifersucht

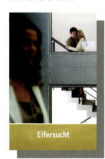

Der Kampf um die Anerkennung Auserwählter oder Obrigkeiten ist das Ziel eifersüchtiger Bemühungen. Derjenige, der sich im Leben anpasst, ist oft eifersüchtig auf die, die es nicht tun und sich selbst achten.

HK 1093
Eile/Hektik innerlich auflösen

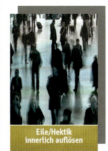

Eigene Probleme und Konflikte können durch Hektik bestens verdrängt und deren Lösung vermieden werden. Nach der Konfrontation werden die verdrängten Konflikte sichtbar und sollten weiter bearbeitet werden. Werden diese Konflikte wahrgenommen und aufgelöst, entsteht mehr Gelassenheit und innere Stabilität.

HK 1094
Eingeengt

Menschen, die keine enge Kleidung, ob Kragen oder Gürtel usw. tragen können, sind unbewusst in einer Lebenssituation, in der sie sich durch andere oder durch die Lebensumstände eingeengt fühlen. Liegt ein karmisches Trauma vor, wie z.B. eingemauert sein, dann ist vielleicht schon die Lebensmotivation ein Problem. Sobald verstanden wird, dass vermeintliche Einengung von außen immer die Folge einer Weigerung, die eigenen Potentiale zur Entfaltung zu bringen, ist, kann dieses Muster aufgelöst werden.

HK 1095
Einlassen

Um Lebensfreude und Gefühlstiefe real erleben zu können, ist es notwendig, sich auf etwas einzulassen. Natürlich droht die Gefahr dabei enttäuscht zu werden. Für viele Menschen ist die Illusion deshalb sicherer als das wirkliche Leben. Vertrauen in das eigene „Gewollt-Sein" hilft, diese Ängste zu überwinden. Berühren und berührt werden auf allen Ebenen kann mit diesem Vertrauen entwickelt werden.

HK 1096
Eklampsie

Verlust der eigenen Persönlichkeitsstruktur durch einen unbewussten gewaltgeprägten Konflikt mit einer nahestehenden Person (karmische Grundproblematik). Es entsteht eine Hilflosigkeit, die unbeherrschbar zu sein scheint. Der Handlungsdruck wird unerträglich. Eine übersteigerte Willensbetonung entlädt sich in der Selbstvernichtung, weil es nur eine einzige Lösungsmöglichkeit zu geben scheint (Vergiftungsaspekt). Verzeihen und Gelassenheit sind die Lösungsansätze.

HK 1097
Eltern/Kind – Kind/Eltern Verständnis

In den verschiedenen Lebensphasen wandeln sich sowohl die kindliche wie auch die elterliche Rolle. Der Mensch, der Respekt und Achtung verdient und so zu behandeln ist, bleibt vom ersten bis zum letzten Lebenstag gleich. Deshalb ist es wichtig, den Menschen und seine Rolle zu unterscheiden und Verständnis und Toleranz für sein Gegenüber aufzubringen.

HK 1098
Emotionale Öffnung

Je verschlossener ein Mensch ist und sein will, je mehr versteckt er sich und seine Gefühle. Die Ratio und der Kopf bekommen immer mehr Raum, das Leben wird sachlich und oft grausam. Es gehört eine Menge Mut dazu, seine Gefühlswelt wieder zu öffnen und Verantwortung für ein emotionales Leben zu übernehmen.

HK 1099
Endokrine Drüsen

Hypothalamus, Epiphyse, Hypophyse, Schilddrüse und Nebenschilddrüse, Thymus, Nebenniere, Pankreas, Ovar bzw. Hoden geben ihre Hormone direkt ins Blut, direkt in die Lebensfreude. Die endokrinen Drüsen sind dafür zuständig, den spirituellen, göttlichen Impuls in das ursprünglich unbewusste Menschsein zu bringen. Die selbstgewählte Vertreibung aus dem Paradies kann so langfristig mit der Rückkehr ins Paradies enden, indem wir uns als bewusste Wesen aufrichten.

HK 1100
Endometriose

Die Frau lebt im Zwiespalt zwischen der inneren Überzeugung, den traditionellen Regeln zu folgen und nur deshalb Mutter zu werden oder die persönliche Freiheit und Kreativität auch in einem anderen Entwurf leben zu dürfen. Wenn sie sich zuerst für sich selbst und ihre Individualität entscheidet, werden auch die weiteren Lebensereignisse ihrem inneren Lebensplan entsprechen – ob mit oder ohne Kind.

HK 1101
Energetische Teilung

Im Laufe unseres Lebens gab es oft Situationen, in denen wir nur bedingt, nur zum Teil, zu uns selbst gestanden haben. Der andere Teil wurde verleugnet. Waren Verstand und Gefühl immer eins? Waren Handlungsweise und die konkrete Verfolgung unseres Lebenswegs immer synchron? Es ist ein schönes Gefühl, wenn alle unsere abgespaltenen Anteile wieder integriert werden können und dürfen. Diese Einheit ist eine Grundbedingung, um die Selbstverantwortung voll zu übernehmen.

HK 1102
Energiefreisetzung

Über Generationen wurden Disziplin und Unterordnung anstelle von Lust und Freude gelebt. Es gehört zum guten Ton, sich klein zu machen. Das geht so lange bis Krankheit größerer Lebensinhalt ist als das Leben selbst. Die so „vergewaltigte Energie" wird befreit, damit das Leben wieder genussvoll gelebt werden kann.

HK 1103
Entbindung vom Familienschicksal

Die Persönlichkeitsentwicklung hin zur Individualität ist weit fortgeschritten. Noch ist die Verbundenheit mit der Ursprungsfamilie scheinbar verpflichtend, so dass die endgültige Entscheidung zur Übernahme

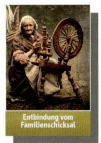
Entbindung vom Familienschicksal

der Selbstverantwortung oft schmerzhaft getroffen werden muss. Auch den einzelnen Familienmitgliedern darf die eigene Verantwortung zugemutet werden, damit sich das „individuelle Ich" eines jeden entfalten kann.

HK 1104
Entspannung

Sich ins Ganze integrieren, die Polarität auflösen, loslassen, „nur noch" sein. Gedanken, Glaubenssätze, Werte und Aufgaben loslassen. Sobald der Mensch begriffen hat nur noch sein zu wollen, wird er zum Teil des Ganzen.

HK 1105
Enttäuschung

Eine Enttäuschung entspringt der Sehnsucht nach Sicherheit und ist der Zusammenstoß von der bisher gelebten Illusion und der Wirklichkeit. So kann die oft schmerzhaft gefühlte Enttäuschung ein Ende der Selbsttäuschung bewirken. Dieses Erlebnis bringt den Menschen im positiven Falle dazu, sich von anderen zu lösen und die Eigenverantwortung zu übernehmen.

HK 1106
Entwicklungshemmung

Starke Elternpersönlichkeiten oder/und strenge Erziehungsrituale führen häufig dazu, dass die Entwicklung eines Menschen gehemmt wird. Übernommene Werte sind so festgeschrieben und eigene Ideen bleiben unterdrückt. Es ist wichtig, zu lernen, dass Mut und Kreativität genutzt werden dürfen, um den eigenen individuellen Weg zu gehen.

HK 1107
Epilepsie

Es herrscht das Bedürfnis, unter allen Umständen als „normal" zu gelten. „Lieber normal als verrückt". Das Bewusste diszipliniert das Unbewusste. Der Wechsel von Hell und Dunkel wird nicht verkraftet. Spirituelle Erfahrungen oder Traumata wollen ins Bewusstsein, werden aber so lange zurückgehalten bis die Kraft der unbewussten Themen zu stark geworden ist und sich diese die Darstellung erzwingen. Der Epileptiker möchte unbedingt ein „normaler Mensch" sein. Er beißt sich lieber auf die Zunge, als andersartige Erfahrungen aus dem Unbewussten preiszugeben. Starkes Anlehnungs- und Sicherheitsbedürfnis einerseits und hohes spirituelles Potential andererseits kämpfen gegeneinander. Es ist an der Zeit, die alten traumatischen Erfahrungen zu entwerten, um ihre aufgestaute Energie frei nutzen zu können.

HK 1108
Erbrechen beim Autofahren

Das Fahren mit Rad, Auto, Zug etc. entspricht einerseits der Steigerung der eigenen Lebensdynamik, andererseits, wenn z. B. ein anderer Mensch am Steuer sitzt, fehlende Selbstbestimmung. Die Erfahrung, dass ein Anderer machtvoll den Lebensweg bestimmt, kann ein Gefühl von „vergewaltigt", „gedemütigt", „harter Lebenskampf" etc. bewirken, auf das das „Opfer" mit Übelkeit und Erbrechen reagiert. Sobald der Mensch begriffen hat, dass ihm niemand seine Lebensdynamik streitig machen kann und er seinen Lebensweg eigenverantwortlich gestaltet, kann er in ruhiger Gelassenheit eine Autofahrt erleben.

HK 1110
Erfolg

Die bedeutendste Ursache für Erfolglosigkeit ist die Verleugnung der eigenen Individualität. Hohe Ziele, Anpassungsdrang aus Sicherheitsbedürfnis, der Glaube, Ziele nur kämpfend erreichen zu können, sind einige Mechanismen, die den Blick auf den eigenen Erfolgsweg verstellen. Die Folgen von Erfolg sind häufig genug Neid und Missgunst der anderen. Auch dies kann den Weg zum Erfolg behindern. Der Mensch darf lernen, dass Erfolg und Misserfolg nur unterschiedliche Spielarten auf der Bühne des Lebens sind und dass er als Regisseur die volle Freiheit der Inszenierung hat.

HK 1111
Erfrieren

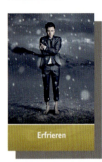

Der Mensch bleibt in Frustrationen stecken, sobald diese auch nur ein wenig an „Sicherheit und Beständigkeit" versprechen. Er bietet sich an, ausgenutzt zu werden, um dazu gehören zu dürfen. Er hat verinnerlicht, dass Lebenskraft und Freude für ihn nicht lebbar sind und zieht sich zurück bis in die völlige Erstarrung. Der Intellekt dominiert das Gefühl. Jetzt darf die Entscheidung zum Ich, zum eigenen Interesse endlich fallen, damit die Auseinandersetzung mit den alten, frustigen Emotionen den Weg frei macht für Lebenswärme und -freude.

HK 1112
Erleichterung

Eine lange existierende Konfliktunwilligkeit hat sich verselbstständigt. Der Mensch traut sich die Bewältigung der massiven angestauten Konfliktenergie nicht mehr aus eigener Kraft zu. Stattdessen flieht er in Gedankenkonstrukte und sinnentleerte Ziele. Erst die Entscheidung für den Konflikt, für die Konfliktbewältigung, auch wenn es erst einmal viel wird, kann Erleichterung bewirken.

HK 1113
Erschöpfung/Burnout überwinden

Fehlende Motivation und Sinnlosigkeit haben sich im Leben breit gemacht. Lob, Anerkennung und sonstige Zuwendung anderer haben ihren Reiz verloren. Das Individuelle, das Eigene, die Lebensaufgabe, steigen zunächst als unklare Gefüh-

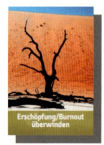

le aus dem Unbewussten und fordern zu Gunsten der Gesundheit dringend ihre Umsetzung. Der Mut zur Umstellung auf ein individuelles, selbstbestimmtes Leben wird mit Leichtigkeit und Freude belohnt.

HK 1114
Erschütterung

Das Sicherheitsbedürfnis hat unflexibel und devot gemacht. Der Mensch kann sich schwer von Denkmustern und Überzeugungen trennen. Jegliche unfreiwillige Dynamisierung des individuellen Potentials löst Erschütterungen aus, weil er seelisch wie körperlich starr geworden ist. Hält an alten Prägungen und Gewohnheiten durch Schocks und Leidenssituationen fest. Es ist an der Zeit zu begreifen, dass jeder Tag ein neuer Tag ist, der zur freien Gestaltung einlädt.

HK 1115
Ersticken

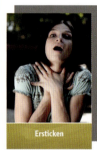

Alte reale oder karmische Erstickungstraumen, wie z.B. das unbewusst geprägte Erlebnis einer Verbrennung etc., werden ebenso gelöst wie das Gefühl, durch starke Persönlichkeiten in der Umgebung erstickt zu werden. „Erstickende" Glaubensmuster und Überzeugungen sollten als Bewertungsmuster erkannt und aufgelöst werden. An negativ bewerteten Erfahrungen zu hängen, macht lebensunfähig, alte Traumen auflösen macht frei.

HK 1116
Ertrinken

Alles Flüssige entspricht Gefühlen. „Ertrinken" in oft unbewussten Gefühlen. Vielfältige emotionale, karmisch oder pränatal geprägte Themen sind nicht bewältigt.

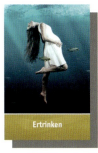

Deshalb besteht das Bedürfnis, in den Ursprung, in die schützende Fruchtblase, zurückzukehren. Sehnsucht nach Urvertrauen. Sinnbildlich hierfür ist das frühere „Ins-Wasser-Gehen" lediger schwangerer Frauen, um der Missachtung der Umgebung zu entgehen. Alte Gefühlsstaus werden jetzt aktiv und lösbar.

HK 1117
Erwartungsangst

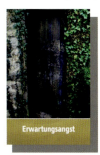

Der Mensch erwartet unbewusst bekannte, negative Erlebnisse bzw. einen entsprechenden Ausgang von Situationen. Er verharrt in einem negativen Erfahrungsglauben und ist unfähig, einer Situation unbefangen und ohne Hemmungen entgegen zu treten. Erwartungsängste überwinden heißt Spontaneität und „Neues" ins Leben zu holen. Das erhöht Lebensqualität und Freude im Leben.

HK 1118
Erwürgt

Gefühl und Verstand sind nicht im Einklang. Der Mensch lässt sich Imagethemen, Vorstellungen, Ideen anderer einreden und handelt folglich gegen sich, gegen die eigenen Interessen. Fremdes schnürt den Hals zu und nimmt die Luft zum Atmen. Die Person sollte nun die eigenen verdrängten Gefühle zurückerobern, um klar und authentisch werden zu können.

HK 1119
Eugenische Kur

Diese Hahnemannsche Kur zur Bereinigung genetischer Prägungen hat direkten Einfluss auf das, was wir im Erbgut mitbringen. So können Verhaltensmuster, Denkstrukturen und Bewertungen, die unbewusst übernommen wurden, ins Bewusste erhoben werden. Damit werden die eigenen vorgeprägten Verhaltensmuster und Glaubenssätze sicht- und erklärbar und können jetzt verändert werden.

HK 1120
Falten

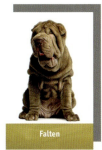

Bearbeitung und Bewältigung von Konflikten werden zugunsten der Anpassung an andere verweigert. Das „klare, straffe Jugendliche", die Leichtigkeit, geht so verloren. Diese Anpassung zieht negative Erfahrungen nach sich, sodass sich die Person letztlich schweigend in das eigene Innere zurückzieht. Die Kontrolle, die zum Überlebensmechanismus geworden ist, sollte überwunden werden.

HK 1121
Fanatismus

Je weniger sich ein Mensch selbst akzeptiert oder selbst liebt, desto fanatischer be- und verurteilt er andere. Die eigenen Schattenseiten akzeptieren, sich als individuelles, andersartiges Wesen in aller Ehrlichkeit anerkennen, macht locker, liebenswert, tolerant und liebesfähig.

HK 1122
Faulheit

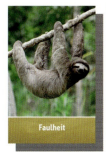

Die Erfahrung, im Lebenskampf immer wieder zu unterliegen, anderen nichts recht machen zu können, hat zu einem tiefgehenden Verlust von Lebensfreude und Lebensmotivation geführt. Die Prägung eines "Es lohnt sich nicht mehr etwas zu machen, da es doch keiner haben will" gilt es aufzulösen. Ohne Schuldgefühle oder den Zwang, die Erwartungshaltung anderer zu erfüllen, bedeutet dies, zu sich und seinen Zielen zurückzukehren. Das stärkt die Eigenmotivation, Lebensfreude und das individuelle Tun.

HK 1123
Febris continua-Fieber hoch

Massiver Zorn über den eigenen Glaubenssatz, sich an traditionelle Regeln halten und sich deshalb selbst verleugnen zu müssen. Der Mensch darf lernen, zu sich und zur eigenen Größe zu stehen.

HK 1124
Fehlende Entspannung nach Schlaf

Der Schlaf dient der Verarbeitung von Konflikten. Je mehr ein Mensch sich gegen die Verarbeitung wehrt, desto angespannter ist er. Die Beurteilung des eigenen Selbst sollte überprüft und unter Umständen verändert werden, damit sich die belastenden Themen auflösen können.

HK 1125
Fehlende Hinbewegung

Die Chemie im Elternhaus mit mindestens einem Elternteil hat nicht gestimmt. Der Mensch fühlt sich abgelehnt und unverstanden. Er glaubt, so sein zu müssen wie andere oder andere in die eigene Richtung manipulieren zu müssen. Er fühlt sich ungeliebt. Jetzt darf er lernen, dass nicht alle Menschen gleich fühlen, denken und handeln und in ihrer Individualität ein unverzichtbarer Teil des Ganzen sind.

HK 1126
Feigheit

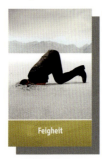

Fehlende Konfrontation und Selbstverleugnung um der Sicherheit willen. Durchsetzung gegen Widerstände ist zu gefährlich. Aufgrund von Selbstzweifeln oder innerer Unsicherheit nicht zu sich selbst stehen können. Der Mensch meint, Unterstützung von anderen zu benötigen. Auch Ängste vor unbewusst bekannter Gewalt oder Schrecktraumen können eine Rolle spielen. Die Lernaufgabe besteht darin, zu begreifen, dass das Stehen zur eigenen Persönlichkeit losgelöst von Schmerz und Gefahr möglich ist.

HK 1127
Fettleber

Der Mensch fühlt sich emotional an andere und deren Urteil gebunden. Die innere Sicherheit und das Selbstwertgefühl sind noch wenig stabil. Der Glaube, sich vor anderen schützen zu müssen, ist stark ausgeprägt. Der Mensch kann jetzt lernen, über sich zu bestimmen.

HK 1128
Fettstoffwechsel

Der Fettstoffwechsel symbolisiert die Fähigkeit, Konflikte zu eigenen Gunsten und zum Wohle des Individualisierungsprozesses lösen zu können. Selbstachtung und Klarheit fördern den Prozess.

HK 1130
Finden des eigenen Lebensweges

Wertungen und Normen bestimmten über Jahrhunderte unser Leben. Es ist wichtig, den Bezug zu unserer eigenen inneren Stimme zu finden, indem wir Wertungen entdecken und Manipulationen unserer Persönlichkeit aufdecken. Ist der Bezug zu unserem göttlichen Anteil hergestellt, wird unser Lebensweg klar und deutlich vor uns liegen. Die Intuition führt uns.

HK 1131
Findung des individuellen Ichs

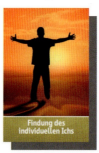

Die Entwicklung eines Menschen zur Individualität ist schon jetzt weit fortgeschritten. Nun gilt es die Selbstverantwortung komplett zu übernehmen, sich dabei kennenzulernen, zu sich zu stehen und gegen jede

Widrigkeit sich selbst treu zu bleiben. So wird das Leben leicht und der Mensch kommt seiner Individualität, seinem göttlichen Anteil noch näher.

HK 1133
Fissur (Analfissur)

Sich den A... für andere aufreißen, in der Hoffnung, dass es dann allen gut geht. Hinter dieser Art des Helfertriebs steckt viel Unehrlichkeit. Damit setzt sich der Mensch zwischen die Stühle, denn der Helfertrieb hilft vielleicht vielen - nur dem Helfenden selbst nicht. Denn hinter dem Helfertrieb verstecken sich Gefühle wie Rachsucht, fehlende Position, Harmoniebedürfnis, Existenzangst usw. Diese Gefühle können nun in Ehrlichkeit verwandelt werden, um die zugehörigen Konflikte aufzulösen.

HK 1134
Fistel

Die Fistel zeigt, dass der Mensch sich nicht traut, Kritik direkt und klar zu äußern. Er geht vielmehr auf der Basis eines schwachen Selbstbewusstseins einen vermeintlich freundlicher erscheinenden Umweg. Er kann jetzt lernen, dass Ehrlichkeit anderen gegenüber auch Ehrlichkeit sich selbst gegenüber bedeutet und unerlässlich ist, um aufrecht den Lebensweg zu gehen.

HK 1135
Flugangst überwinden

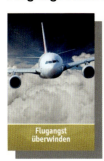

Fliegen symbolisiert absolute Freiheit, die freie Wahl der Möglichkeiten. Entwicklung ist so in jede Richtung möglich. Statt diese Möglichkeiten zu nutzen oder zu genießen, werden feste, unter Umständen tradierte Regeln, Normen und Werte zielstrebig und ehrgeizig verteidigt. Der Mensch sollte sich seiner Möglichkeiten bewusst werden. Mit diesem Umdenken wird täglich mehr Freiheit und Leichtigkeit möglich.

HK 1136
Folter

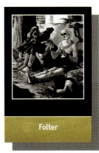

Ängste und Erinnerungen an alte Bestrafungen und Folterungen sind heute im „Hier und Jetzt" in diversen oft unerklärlich auftretenden Schmerzen zu finden. Ein devotes, ängstliches Verhalten bezüglich Obrigkeiten in Verbindung mit Leid und Racheimpulsen lassen auf unverarbeitete Folter- und Bestrafungserlebnisse schließen. Wenn diese alten Traumen von ihrer emotionalen Bewertung befreit werden, können sie nun im Sinne der Selbstverantwortung in Gelassenheit verwandelt werden.

HK 1137
Fontanelle bleibt offen

Schocksituationen haben handlungs- und lebensunfähig gemacht. Der Mensch möchte Kind bleiben, funktionieren, von anderen geleitet werden, und sich so der Verantwortung entziehen. Er könnte jetzt lernen, Gehirnerschütterungen und Kopfverletzungen als Hinweis zur Übernahme der Selbstverantwortung zu begreifen.

HK 1138
Freude

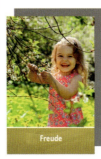

Klerikale oder traditionelle Glaubenssätze wie „Nur wer leidet, ist ein guter Mensch" oder „Wer leidet, kommt in den Himmel" haben dazu geführt, dass Freude und Sinnlichkeit negativ belegt sind. So gilt die Leidens- bzw. Opferprägung als gesellschaftsfähig. Dementsprechend viele Menschen leiden lieber als Freude zu leben. Erst wenn ein Mensch Freude symptomfrei „aushalten" kann, hat er sein Leidenspflichtpotential bewältigt.

HK 1139
Furunkel

Eine seit langem schwelende Wut darüber, dass andere anders sind als man selbst, ist aufgebrochen. Diese wird aber nicht formuliert, da eine direkte Konfrontation als zu schwierig und eventuell zu folgenreich angesehen wird. Der Ort des Furunkels gibt detaillierte Auskunft über die Ursache der Wut. So deutet beispielsweise ein Furunkel am Gesäß auf den Zorn über die eigene Machtlosigkeit, auf das „Sich-Nicht-Durchsetzen-Können" hin. Es gilt anzuerkennen, dass die Verschiedenartigkeit der Menschen nicht als Bedrohung und In-Frage-Stellung der eigenen Person empfunden werden muss, sondern als Bereicherung gesehen werden kann.

HK 1140
Fusion männlich/weiblich

Seit Urzeiten tobt der Geschlechterkampf. Es wird taxiert, intrigiert, manipuliert – taugt die Frau zu Vermehrung? Taugt der Mann zum Ernährer, Beschützer und Genlieferant? Vermehrt die Verbindung den angestrebten Reichtum / Macht / Status? Immer ging es um die Attribute, um den größtmöglichen Nutzen. Der Kampf wird als Kriegsereignis oder persönliche Streiterei inszeniert. Ausschlaggebend ist die Intensität. Wenn beide Geschlechter den Kriegsschauplatz verlassen und das ihnen innewohnende ursprüngliche Potential entwickeln, um dann als reife, freiheitliche Individuen zu fusionieren, entsteht transformativ unerschöpfliche Kraft und Energie auf dem spirituellen Weg.

HK 1141
Galle/Gallensteine

Die Galle ist das Organ des Zornes. Ist ein Mensch nicht imstande, zornig zu reagieren und unterdrückt stattdessen solche Emotionen, wird die Galle belastet. Gallensteine entstehen, wenn das „zu friedliche Muster" schon mehrere Generationen vorhält und zur Schau gestellte Aggressionslosigkeit zum Terrain geworden ist. Erkenne, dass auch Zorn einen berechtigten Platz im Kanon der Emotionen hat!

HK 1142
Ganglion

Das tiefe Bedürfnis nach Zugehörigkeit hat sich nicht erfüllt. Trotz aufopfernder Versorgung einer anderen Person setzt sich die Realität gegen die Illusion und das Wunschdenken durch. Der Mensch darf lernen, sich selbst zu achten und eine innere, von anderen unabhängige Sicherheit zu gewinnen.

HK 1143
Gangrän

Der Mensch hat sich gegen sich selbst, gegen seinen spirituellen Anteil entschieden. Er möchte etwas „gegen die Natur" erzwingen. Widersinnige gedankliche Konzepte. Er sollte sich entscheiden, wieder in das natürliche Ganze zurückzukehren. Ideologische Konzepte und alte Schwüre haben ausgedient und dürfen losgelassen werden.

HK 1144
Gastritis

Der Magen symbolisiert die Zugehörigkeit zu einer intimeren Gruppe, besonders der Ursprungsfamilie bzw. dem Bedürfnis nach mütterlicher oder weiblicher Zuwendung. Wird zu wenig Zugehörigkeit oder Akzeptanz empfunden, führt dies unterschwellig zu Enttäuschung und Zorn, die aber nicht kommuniziert werden und sich als Gastritis äußern. Der Mensch erfüllt die Erwartungshaltungen anderer anstatt das eigene Leben zu genießen. Je mehr Selbstliebe und Selbstwert entwickelt werden, desto unabhängiger wird der Mensch von der Zuneigung anderer.

HK 1145
Geben und Nehmen

Geben und Nehmen befinden sich in scheinbarem oder wirklichem Ungleichgewicht. Der Mensch nimmt nicht wahr, dass er dieses Ungleichgewicht selbst beeinflussen kann, darf und sollte. Dahinter verbirgt sich z.B. die Unwilligkeit, das Leben aktiv zu gestalten bzw. das Leben anzunehmen. Dadurch entsteht die Neigung sich dominieren zu lassen. Bei innerer, vielleicht nicht ausgesprochener Überzeugung: „Ich bekomme ja ohnehin nichts" oder „Ich brauche ja nicht wirklich etwas" ist es klar, dass ein scheinbares Ungleichgewicht in Geben und Nehmen nach außen hin scheint. Die Wahrnehmung und Forderung von ausgeglichenem Geben und Nehmen sollte sensibilisiert werden.

HK 1146
Geburtsnachsorge

Natürliche Geburten, ungestörte Geburten, sind unüblich geworden. Manipulationen wie z.B. Geburtseinleitungen, wehenhemmende Mittel oder geplante Kaiserschnitte zerstören das Vertrauen in die Sinnhaftigkeit natürlicher Prozesse. Der Geburtsablauf wird zu einer Schablone für sich lebenslang wiederholende Zyklen. Die Geburtserfahrung zu harmonisieren ist wichtig, um eine freie Entwicklung der Individualität zu ermöglichen.

HK 1147
Gedächtnisschwäche

Konflikte, Ängste, Überzeugungen wirken im Unbewussten. Sie wollen endlich bearbeitet werden und drängen ins Bewusstsein. Der aktuelle Speicher für das Hier und Heute, für die Gegenwart, ist deshalb zu klein geworden. Es ist an der Zeit, sich zurückzuziehen und sich mit den hochkommenden Themen auseinanderzusetzen, um schließlich wieder frei für die Gegenwart zu werden.

HK 1148
Gefühlsdruck durch Übernahme von Familienkonflikten

Die Emotionen der einzelnen Familienmitglieder sind über Generationen hinter traditionellem Verhalten und Rollenspiel versteckt worden. Die Kinder als letztes Glied der Familienkette haben die nicht bewältigten Gefühle in Gesamtheit übernommen, sind aber weder in der Lage diese auszuagieren, noch sich gegen den Überdruck zu wehren. Chronisches Bettnässen ist oft die Folge. Diese Kinder dürfen lernen diese übernommenen Gefühle wieder zurückzugeben, um in Freiheit ihre eigene Persönlichkeit entfalten zu können.

HK 1149
Gehirnerschütterung

Der Versuch, das eigene Kontroll- und Wahrnehmungszentrum zu erschüttern, basiert häufig auf einer Situation fehlender Selbstbestimmung. Die bestehende Lebenssituation zwingt zur Anpassung, welche aber nicht ertragen wird. Der Versuch, sich „dumm" zu schlagen, um diese einschränkende Situation nicht wahrnehmen zu müssen, rührt daher, dass noch nicht die Kraft und die Möglichkeit gesehen wird, sich gerade zu machen und die Situation aktiv zu verändern. Dies darf nun umgesetzt werden.

HK 1150
Geiz

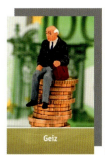

Der Mensch hat das Gefühl, „nie genug zu bekommen". Die Furcht, Mangel erleiden zu müssen kann z.B. als Kriegsfolge angelegt sein. Dazu gehören auch emotionale Prägungen wie das Sich-nicht-geliebt-Fühlen, welches oft auf der materiellen Ebene ausagiert wird. Der Mensch kann jetzt lernen, Mangelbewusstsein in Urvertrauen zu verwandeln.

HK 1151
Geldallergie

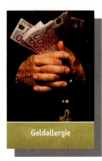

Negative Glaubenssätze wie: „Eher geht ein Kamel durch ein Nadelöhr, bevor ein Reicher in den Himmel kommt" sind gespeichert und wirken so, dass Geld abgelehnt wird. Diese Glaubenssätze sind zumeist klerikaler Natur. Die Auflösung dieser Glaubenssätze ist die Basis, um Geld als wertneutrale Energieform „ertragen" oder sogar genießen zu können.

HK 1152
Genötigt und kontrolliert

Mangelnde Emanzipation und Selbstständigkeit. Zu große Strenge bzw. starke Kontrolle und Reglementierungen in der Kindheit bewirken Übervorsicht und Unsicherheit. In der Auseinandersetzung mit wirklich oder scheinbar starken Persönlichkeiten. Es herrscht Furcht vor Bestrafung, Ausgrenzung und Schutzlosigkeit. Das Zusammenspiel mit anderen wird aufgrund dieser Erfahrungen als Leidenssituation erlebt, da das kindliche bzw. traditionelle Anpassungsmuster nie abgelegt wurde. Der Mensch darf lernen, sein eigener Maßstab zu werden.

HK 1153
Gerstenkorn

Enttäuschung darüber, über die Maßen viel kompromisshaft akzeptiert zu haben. Der Leidensdruck darüber, die eigene Lebenskraft und den Lebensgenuss verweigert zu haben, steigt. Das Anlehnungs- und Sicherheitsbedürfnis zieht Demütigungen nach sich, die allzu gern übersehen werden. Sobald die Persönlichkeit mehr Bezug zu den eigenen Bedürfnissen entwickelt und lernt, klar und kompromisslos für sich einzustehen, wird auch ein unverstellter Blick auf die Lebenssituation wieder möglich.

HK 1154
Geschehen lassen/Loslassen

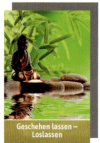

Die Hektik des Alltags darf ins Bewusstsein rücken und wahrgenommen werden. Aus diesem Bewusstsein entstehen innere Ruhe und Gelassenheit. Der bisher als Lebenskampf verstandene Sinn des Lebens wird relativiert und in Ruhe verwandelt. Damit verwurzeln sich Ruhe und Gelassenheit im Leben.

HK 1155
Geschlagen

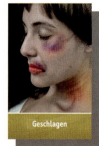

Menschen, die geschlagen wurden oder entsprechende pränatale, vergangene oder akute Prägungen besitzen, tragen häufig masochistische Züge. Diese können sich psychisch oder körperlich in Schmerzen, die Drucksituationen simulieren, ausdrücken. Dieser Druck kann nun aufgelöst und die Lebensenergie in gelassenere Bahnen gelenkt werden.

HK 1156
Gestationsdiabetes

Das Leben ist bisher geprägt von Selbstbestrafungen, Versteckspiel, unterdrückter Individualisierung und Qual. Für einen kreativen Neubeginn wäre die Umorientierung in Richtung Freude und Nutzung der Potentiale wichtig und erstrebenswert.

HK 1157
Gicht

Gicht symbolisiert die Sturheit, mit der negative Gefühle zurückgehalten werden. Der Mensch ist stocksauer, die bestehende Lebenssituation soll aber erhalten bleiben. Er wünscht sich – erfolglos – die Stabilisierung im eigenen Standpunkt, um die erfahrenen Zurückweisungen nicht mehr wahrnehmen zu müssen. Die Lernaufgabe besteht darin, sich im eigenen Leben willkommen zu fühlen.

HK 1158
Glaukom

Die Vorstellung von der idealen, loyalen Gemeinschaft mit anderen Menschen wurde enttäuscht. Unverarbeitete Schocksituationen erzeugen Handlungsdruck, eine Klärung bleibt aber aus. Der Konflikt wird über Ehrgeiz, Übernahme von Verantwortung für andere und Flucht in das Rollenspiel kompensiert. Die Lösung liegt im Loslassen von Illusionen bis hin zur gelassenen Annahme der Realität.

HK 1159
Gleichgewichtsstörung

Eine tiefe Sehnsucht nach Halt und Geborgenheit wird verleugnet. Der Mensch ist unehrlich zu sich selbst; hin und her gerissen, weil wenig eigene Stabilität vorhanden ist. Selbstvertrauen und innere Sicherheit sollten in Ehrlichkeit zu sich selbst wieder entdeckt und stabilisiert werden.

HK 1161
Grippe

Der Mensch fühlt sich gefoltert, geschlagen und abhängig. Selbstverantwortung und Kreativität im Leben werden nicht übernommen und möglichst an lebende oder imaginäre Dominanzen übergeben. Diese sollen die Führung im Leben übernehmen. Er verbleibt in Leid, Anbetung anderer und Schwäche. Die Übernahme der Eigenverantwortung und die Auflösung starrer Konzepte wie z.B. Täter/Opfer oder Schuld/Unschuld ist der Schlüssel zur Genesung.

HK 1163
Haarausfall

Das Haar steht für die sichtbare, bekundete Vitalität eines Menschen. Der Haarausfall macht den Vitalitätsverlust eines Menschen deutlich. Durch aktive, erfolglose Anpassung an andere oder an eine schützende Gemeinschaft geht die eigene Vitalität, die Lebenskraft verloren. Schon früher galt derjenige, der keine Haare mehr hatte, als schwach, macht- und kraftlos. Es gilt zu hinterfragen, an welchen Stellen der Mensch die kraftvolle Nutzung seiner Möglichkeiten verweigert, damit eine Lösung möglich wird.

HK 1164
Hämorrhoiden

Der Mensch hält an Gewohnheiten und Familientraditionen fest, um dazuzugehören und sich sicher zu fühlen. Der Verzicht auf Individualität blockiert die Lebensfreude. Es fehlt der Mut, individuelle Wünsche, wenn nötig, über Kritik umzusetzen. Hämorrhoidale Knoten entsprechen familiären Verstrickungen. Übertriebene Anpassung führte dazu, dass jeglicher Selbstausdruck von vorn herein verkrampft und aus Angst vor Verletzungen vermieden wird. Es gilt nun, die familiären Prägungen aufzulösen, um den Weg aus der Anpassung zur individuellen Freiheit finden zu können.

HK 1165
Handy

Die, durch den Handygebrauch bewirkte Erwärmung des Gehirns scheint Einfluss auf die Vernetzung der Informationen im Gehirn zu haben. Die Folge ist Gedächtnisverlust und Konzentrationsschwäche aber auch eine Sensibilisierung der Wahrnehmung. Nehmen wir diese an, öffnen sich zusätzliche Dimensionen.

HK 1166
Hartnäckig und Starr

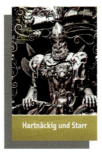
Hartnäckig und Starr

Hilfreich für Menschen, die nicht bereit sind, alte, traditionell gewohnte Verhaltensmuster und Denkstrukturen loszulassen. Auseinandersetzungswille, Umdenken und Toleranz sind nicht oder zu wenig vorhanden und müssen erlernt werden. Wichtig bei Krebserkrankungen.

HK 1167
Hashimoto

Der Mensch hat im Rahmen von Sicherheitsbedürfnis und Anlehnungsdrang eine andere Person (oft Vater, Mutter oder Partner) zunächst über sich gestellt. Im Laufe der Zeit wird der Irrtum entdeckt aber stillschweigend beibehalten. Die Situation ist belastend, da die vormalige Obrigkeit Forderungen stellt, die immer weniger ertragen werden. Das „Opfer" macht sich immer kleiner, um keine Eskalation hervor zu rufen. Dieser Prozess wird dann unterbrochen und gedreht, wenn in Selbstverantwortung und Ehrlichkeit dem Konflikt ein Ende bereitet wird. Es ist dringend notwendig, die bisherige hierarchische Ordnungsstruktur aufzulösen, um Eigenverantwortung leben und zum eigenen Wert stehen zu können.

HK 1168
Hass/Rache

Hass oder Rachsucht, die wenig oder nicht formuliert werden, bestimmen häufig die Verhaltensweise und beeinflussen die Konfliktwilligkeit. Erst der offene Angriff des Gegenübers lässt die Hass/Rache-Thematik deutlich werden. Diese Hintergrundthematik prägt das Kommunikations- und Beziehungsverhalten. Sobald die volle Eigenverantwortung übernommen wird, verlieren die bisher prägenden Einteilungen in Täter und Opfer ihre Wertigkeit und somit die Hass- und Rachegefühle ihre.

HK 1169
Hass und Rachsucht auf karmischen Mord

Aggressive Gefühle aus einem früheren Leben, in dem eine Opferrolle gelebt und ein „Mord bestellt" wurde, bestimmten das heutige Leben. Es gilt sich daran zu erinnern, dass alle Erlebnisse ausnahmslos der Erfahrung dienen und nur losgelassen ihren Sinn erfüllen. Auch wenn die Erfahrung zunächst als schmerzhaft empfunden wird. Gelassenheit ist der einzige Weg, um den Wiederholungszwang aufzulösen.

HK 1171
Hauttrockenheit

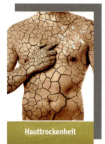

Aufgrund von Schocksituationen, in denen die Verbindung von Gefühl und Verstand zerstört wurde, ist die scheinbare Notwendigkeit entstanden, die eigene Gefühlswelt abzuspalten. Verstrickungen und Machtlosigkeit führten dazu, die Gefühle soweit zurückzunehmen, dass die eigene Identität nicht mehr erkennbar ist. Die Verletzungen sind so tief, dass der Kontakt zu anderen nur noch auf der sachlichen Ebene erfolgt. Erst wenn das Trauma verstanden und die Gefühle wieder integriert wurden, findet der Mensch den Weg aus dem Rückzug hin zu ehrlicher, gefühlvoller Kommunikation.

HK 1172
Heilig sein wollen

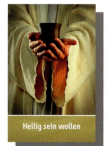

Rückzug in eine idealisierte, oft auch klerikale Welt. Eine demonstrierte „Scheinheiligkeit" dekoriert den Unwillen, in Konflikte zu geraten und diese austragen zu müssen. Das Leben ist geprägt von dem Wunsch, unantastbar dominant zu sein, um jeglicher offenen Kritik zu entgehen. Freuden und Versuchungen der materiellen Welt sind negativ bewertet und werden abgelehnt. Der Mensch darf begreifen, dass die Auseinandersetzung mit der Materie ein wertfreier Lernprozess ist, durch den Bewusstsein entsteht.

HK 1173
Heilung des Familiensystems

Konflikte wurden von Generation zu Gene-

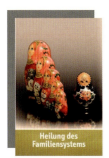

ration wiederholt, in der Hoffnung sie lösen zu können. In der ungelösten Wiederholung addierte sich die Konfliktenergie und wurde so immer belastender. Einem starken, oft trotzig und unabhängig wirkenden Familienmitglied gelingt es endlich das festgefahrene Konfliktmuster zugunsten Selbstbestimmung und Unabhängigkeitswillen zu durchbrechen. Damit wird der Wiederholungszwang aufgelöst und das Familiensystem befreit.

HK 1174
Heilung des Männlichen

Im tiefen Verständnis ist das Männliche die Expansionskraft. Aus dem Geheimen, Weiblichen wird das Neue geboren und darf sich nun mit männlicher Expansionskraft sichtbar in aller Macht und Stärke manifestieren. Es gilt die Expansionskraft unbewertet anzunehmen.

HK 1175
Heilung des Weiblichen

Im tiefen Verständnis ist das Weibliche das Bewahrende. Der geistige Impuls, das Neue, wird verborgen, im Geheimen bewahrt und darf sich versteckt und geschützt bis zur Reife entfalten. Es gilt die bewahrende Kraft unbewertet anzunehmen.

HK 1176
Heimatvertrieben

Die oft kriegsbedingte Vertreibung aus der Heimat wurde nicht bewältigt. Vielleicht, weil sie vorgeburtlich geschah oder sogar eine Prägung des Vorlebens betraf und nicht genau erinnert wird, wirkt sie als gewaltsame Entwurzelung oft über viele Generationen. Es ist wichtig, diese verlorenen Bindungen gänzlich zu lösen, um die Heimat in sich selbst zu finden.

HK 1177
Heimweh

Dem Mensch fehlt seine innere Mitte und Sicherheit, stattdessen orientiert er sich an anderen. Häufig gibt es Heimatvertriebene in den Vorgenerationen, die die damit verbundene Wandlung nicht akzeptieren wollten. Der Mensch kann jetzt lernen, die Heimat in sich selbst zu finden, um überall Zuhause zu sein.

HK 1178
Helfertrieb

Emotionales Ablenkungsmanöver. Oft wird vom fehlenden Selbstwert mit dem Helfertrieb abgelenkt. Die Basis des Helfertriebs ist eine erlebte Hilflosigkeit, die nie wieder erlebt werden will. Da der Helfer den Hilflosen dominiert, ist damit fast eine Garantie gegeben die eigene Stärke zu behalten. Ist das Selbstwertgefühl erstarkt, wird der Helfertrieb als lästig empfunden. Dann kann dieses Muster zugunsten einer aufrichtigen Eigenverantwortung abgelegt werden.

HK 1179
Hepatitis

In der Leberentzündung generell zeigt sich eine Persönlichkeit, die wenig Selbstbestimmung lebt, in Gewohnheiten und Verpflichtungen gefangen ist und sich gegen Obrigkeiten trotzend durch das Leben kämpft. Es gilt nun, die diesen Verhaltensweisen zugrunde liegenden Verletzungen aufzufinden und zu heilen, damit sich der Mensch eine gelassene Annahme seiner selbst und seines Lebensweges ermöglicht.

HK 1180
Hernie

Der Ausbruch aus den üblichen Regeln und Traditionen einer Familie. Der eigene Lebensweg (Leistenhernie) oder die inneren Überzeugungen (Nabelhernie) sollen zu Gunsten der Individualität verändert werden. Hernien werden oft im Zusammenhang mit Trennungen/Loslösungen entwickelt. Auch Geburten sind dabei als Loslösungen zu verstehen.

HK 1181
Herpes-Mix

Schweigen statt Kritik. Die Scheinharmonie ist in Gefahr, sobald sich die Persönlichkeit formuliert oder zeigt, was am Gegenüber kritisiert wird. Der Mensch verbietet sich selbst den Mund und die abgekapselten Aggressionen "blühen" in Form von Herpes auf. Konsequente Aufrichtigkeit und Ehrlichkeit in der Kommunikation ist die Lösung.

HK 1182
Herpes zoster

In standesgemäß traditioneller Situation, die keinen Raum zur individuellen Entwicklungen gelassen hat, leidvoll verbleiben. Die tiefe Sehnsucht, im Schutz der Gemeinschaft seinen eigenen Weg frei gehen zu dürfen, wurde nicht erfüllt. Die Entscheidung, sich selbst treu zu sein, kann endlich gefällt werden.

HK 1183
Herzinfarkt

Sich und seine Aktivitäten für andere, für die Familie beispielsweise, nicht angenommen sehen. Aus dem Verhaltensmuster „rastloser Aufopferung" aber mangels anderer Modelle nicht ausbrechen können. Der Mensch hat sich für das Außen verausgabt anstatt etwas für sich zu tun. Die Konfrontation mit den Themen fördert den Lernprozess, die eigenen Bedürfnisse wahrzunehmen und Selbstachtung zu entwickeln.

HK 1184
Herzschmerzen

Das Gefühl, sich für „nichts" verausgabt zu haben. Die Motivationen für das eigene Tun waren profitgebunden oder lieblos.

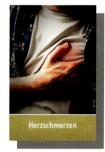

Diese Handlungsweise gegen sich selbst tritt nun schmerzhaft ins Bewusstsein. Alte Verletzungen, die hart gemacht haben, dürfen ins Bewusstsein zurückgeholt und somit überwunden werden. Nun kann wieder die Liebe ins Leben zurückkehren.

HK 1185
Heuschnupfen

Der Pollenallergiker ist wütend auf die Natur, die leben darf und ihre Pollen, ihr kreatives Potential, frei und ungehindert verteilt. Der Pollenallergiker hat gelernt sich zu disziplinieren und verbietet sich Kreativität, Individualität, Fruchtbarkeit und freie Entfaltung. Dies geschieht auf der Basis der erlebten Einschränkungen innerhalb seines Umfeldes. Er muss sich „benehmen" - die Natur braucht dies nicht. Er darf jetzt lernen, dass die Zeit der Beschränkung vorbei ist und er sein volles kreatives Potential ausschöpfen kann.

HK 1186
Hexenverbrennung

Es ist die Erfahrung geprägt, wegen hoher spiritueller Fähigkeit von anderen beneidet, verachtet und getötet worden zu sein. Dabei ging der Mut verloren, sich und seine Fähigkeiten zu zeigen. Selbstsicherheit muss nun wieder gelernt und gelebt werden, damit der Mensch konsequent zu sich und seinen Fähigkeiten stehen kann.

HK 1494
Hier und Jetzt

Die meisten Menschen leben in der Vergangenheit oder hoffen in die Zukunft. Anders gesagt: Die Vorstellungen und Realitäten der Vergangenheit prägen die Vorstellungen, Wiederholungsängste und Illusionen die auf das Morgen ausgerichtet sind. Um das Leben mit all seinen Geschenken und Kreativen Impulsen leben zu können, ist es wirkungsvoll, sein Bewusstsein auf das Heute, auf das Hier und Jetzt zu lenken. So werden festgefahrene Muster und Ängste überwunden. Das Leben ist nun direkt erfahrbar.

HK 1187
Hilflos

Emotionale Bewertungen und/oder Schocksituationen hemmen den positiven Lebensfluss. Der Mensch bleibt in Leidenssituationen stecken und glaubt, sich nur mit Unterstützung anderer befreien zu können. Er sollte lernen, sich selbst und seinen Fähigkeiten zu vertrauen.

HK 1188
Hirn

Die gute, harmonische Beziehung aller Hirnteile zueinander ist die Basis eines ausgewogenen Lebens. Das Fühlen wird durch Nachdenken ergänzt. Daraus entsteht Bewusstsein.

HK 1189
Hitzewallungen

Unbewusste Emotionen, wie z.B. Scham, Zorn und Lust werden deutlich. Gefühle, die nicht sein dürfen, kommen trotzdem hoch. Alle Gefühle zu zeigen würde das Bild, das andere oder die Person selbst von ihr haben, zerstören. Diese Zerstörung des äußeren Scheines ist unerwünscht. Es ist an der Zeit, die Rollenspiele aufzugeben und authentisch zu werden.

HK 1190
Homosexualität

Sexualität ist eine wichtige Form der Auseinandersetzung. Gravierende, oft unbewusste, ungelöste Konflikte mit dem gleichen Geschlecht z.B. Sohn/Vater oder Tochter/Mutter als Ursprungsthema, werden dann mit anderen Menschen in Vertretung bearbeitet. Die Lösung ist ein friedvolles, aufrichtiges Miteinander.

HK 1191
Hormone

Hormone dienen dazu, Informationen auf der körperlichen Ebene weiter zu tragen. Sie erhalten das Kommunikationssystem auf der physischen Ebene. Kommunikation gelingt dann, wenn sie direkt und zielgerichtet stattfindet. Liegen hormonelle Störungen vor, sollten die Kommunikationsmuster hinterfragt und auf Aufrichtigkeit geprüft werden.

HK 1193
Hundeimpfungen

Üblicherweise hinterlassen Impfungen eigene Krankheitsbilder und Symptome. Diese sollten aufgeweicht, besser noch aufgelöst werden, um tiefgehende Heilung überhaupt zu ermöglichen.
Dies gilt auch für Hunde und Katzen.
Siehe auch Katzenimpfungen

HK 1194
Husten beim Lachen

Gewünschte, aber fehlende Achtung der Persönlichkeit verhindert wirkliche Entspannung. Die Unfähigkeit sich selbst zu achten verhindert ein humorvolles Leben, weil der Mensch sich und sein inszeniertes Drama zu wichtig nimmt. Die Entwicklung einer gesunden Selbstachtung hilft, sich flexibel auf die Lebensdynamik einlassen zu können.

HK 1195
Hyperaktivität

Die oft überdurchschnittlich intelligenten Kinder haben andere Werte und Vorstellungen als die Umgebung. Durch ihr Verhalten kontrollieren sie die Umwelt. Sie fungieren als „Blitzableiter" der über Generationen andauernden Selbstdisziplin und Gefühlsunterdrückung der anderen Familienangehörigen. Je mehr traditionelle Disziplin in der Familie zu finden ist, desto resignierter oder undiszipliniert aktiver (je nach Anlage) ist das Kind. Hinzu kommt eine starke Polarisierung der Eltern in Bezug auf das Frauen- bzw. Männerbild und die scheinbar dazugehörigen „Rollen". Die wichtigste Lernaufgabe für dieses Kind besteht darin, dass es begreifen kann, dass sich die Maßstäbe seiner Umgebung nicht zu eigen machen muss, sondern sich seiner freiheitlichen Anlage gemäß entwickeln darf.

HK 1196
Hyperhidrosis

Wichtige Lebensthemen können nicht bewältigt werden. Der Mensch möchte Grenzen und Sichtweisen überschreiten, die möglicherweise schon seit Generationen fixiert sind. Resignation sollte sich auflösen, damit Leichtigkeit in der Weiterentwicklung gelebt werden kann.

HK 1197
Hyperthyreose

Der Mensch läuft der Liebe und Anerkennung anderer, z.B. der Mutter, des Vaters oder des Ehepartners hinterher, ohne je die vermeintlichen Erwartungen erfüllen zu können. Oft stimmt die Chemie mit der „verehrten" Person nicht überein. An die Stelle der Verehrung müssten Akzeptanz und Toleranz, sowohl der eigenen Persönlichkeit gegenüber, als auch der Persönlichkeit des anderen gestellt werden.

HK 1198
Hypertonie

Der Mensch setzt sich unter Druck, orientiert sich an anderen. Die Bewertungen des Außen sind wichtiger als die eigenen Gefühle und Werte. Die Familienzugehörigkeit soll durch Leistung immer wieder bewiesen werden. Er erwartet Kritik, die aber nur schwer verkraftet wird. Fremde Ziele, z.B. materielle Güter, können zu fremdbestimmtem Lebensinhalt werden. Der Mensch fürchtet sich vor Wiederholungen von Schicksalsschlägen und findet nur schwer zur inneren Gelassenheit. Die Annahme des eigenen selbst ohne den Vergleich mit der Umgebung fördert den Selbstwert und lässt den Ehrgeiz, mit dem bisher die Zugehörigkeit erkämpft werden sollte, überflüssig werden.

HK 1199
Hypothyreose

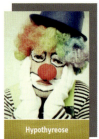

Der Mensch konserviert die Überzeugung, die Liebe anderer nicht erreichen zu können. Es entsteht Frustration. Obwohl alles für die Anerkennung getan wurde, ist der Erfolg ausgeblieben. Jetzt scheint nur noch eines zu bleiben: sich zurückzuziehen und zu verschanzen. Die Lösung ist aber, sich endlich selbst anzunehmen, sich gerade zu machen, die eigenen Gefühle, die innere Stimme wieder mehr wahrzunehmen und diese selbst anzuerkennen.

HK 1200
Hypotonie

Sich „tot stellen" und Konflikten aus dem Weg gehen. Das Leben scheint zu kompliziert, der Mensch entzieht sich. Durch die Kumulation dieser Konflikte kommt es zur Erwartungsangst und zur zwanghaften Orientierung am Außen. Die Entwicklung zur Hypertonie ist vorgezeichnet als Versuch der Kompensation. Sinnvoller wäre es, die eigene Lebensdynamik zu entdecken und zu entwickeln.

HK 1201
Hysterie

Die tiefe Sehnsucht nach einem harmonischen Miteinander ohne Konflikte hat das Leben zu einem Gefängnis werden lassen. Die Person hat sich ihrem Ideal so verschrieben, dass kein Raum für die eigene Entwicklung geblieben ist. Der Druck der infiltrierten Zwänge und Wünsche ist kaum noch tragbar, so dass er sich in regelmäßigen Abständen entlädt. Dies geht so lange bis die Entscheidung gegen die Scheinharmonie und für die eigenen Bedürfnisse getroffen und umgesetzt wird.

HK 1202
Idealbeziehung erzwingen wollen

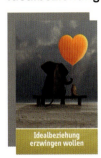

Wider besseren Wissens werden eigene Wünsche, Ziele, Persönlichkeitsmerkmale auf eine andere Person übertragen. Die eigene Andersartigkeit wird ignoriert. Die Identifikation mit einem Gegenüber soll das Erreichen eines spirituellen Idealzieles simulieren. Aus Angst vor dem Alleinsein wird Selbstverantwortung und Persönlichkeitsentwicklung verweigert. Oft Folgen vom Verlust des pränatalen Zwillings. Erst wenn der Mensch sich selbst findet und anerkennt, kann er auf der Basis eines starken Selbstwertes gleichberechtigte Partnerschaften leben.

HK 1203
Immunschwäche

Das Immunsystem zeigt an, wie treu ich mir selbst bin. Wieweit kann ich den Wünschen und Erwartungen anderer ein klares Nein entgegensetzen? Ist das Immunsystem geschwächt, gibt das Maß der Schwäche Auskunft darüber, ob das eigene Potential verleugnet wurde. Der Glaubenssatz: „Das Leben ist ein Kampf, den ich vielleicht nicht gewinne", sollte überwunden und in Eigenverantwortung verwandelt werden. Jetzt kann die Erkenntnis intensiviert werden, dass ich selbst mein Leben bestimme.

HK 1204
Impfungen/Impffolgen

Üblicherweise hinterlassen Impfungen eigene Krankheitsbilder und Symptome. Diese sollten aufgeweicht, besser noch aufgelöst werden, um tiefgehende Heilung überhaupt zu ermöglichen.

HK 1205
Impotenz

In der Mann-Frau-Beziehung finden wir oft Schocksituationen und tiefe Verletzungen.

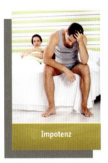

Die Bemühungen des Mannes um die Frauen in seiner Umgebung, um Mutter oder Partnerin, werden von diesen nicht anerkannt. Ein Gefühl von Machtlosigkeit und - im Sinne einer Frustration - der Unwille, sich weiter einzulassen, ist entstanden. Die Potenz als Symbol der Macht wird bewusst oder unbewusst abgestellt. Wurde die Macht bisher unbewusst in Anpassungsmechanismen investiert, kann der Mann jetzt lernen, frei von alten Verletzungen machtvoll seine Lebensdynamik zu entfalten.

HK 1206
Impotenz als Schutz vor Missachtung

In der Mann-Frau-Beziehung sind Schocks und tiefe Verletzungen zu finden. Die Bemühungen des Mannes um die Frauen in seiner Umgebung, um Mutter oder Partnerin, werden nicht anerkannt. Ein Gefühl von Machtlosigkeit und – im Sinne einer Frustration - der Unwille, sich weiter einzulassen, ist entstanden. Die Impotenz dient einerseits als Schutz vor weiteren Verletzungen durch die Frauen, andererseits als deren Bestrafung. Wenn die Polarisierung in Täter und Opfer überwunden werden kann, weicht die Angst vor weiteren Verletzungen. Ein vertrauens- und kraftvolles Einlassen auf die individuelle Lebensdynamik ist nun möglich.

HK 1207
Insektenstiche

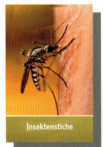

Insektenstiche symbolisieren Infiltrationen durch andere. Die Person hat sich von anderen Menschen beeinflussen lassen und deren Überzeugungen oder Werte übernommen, ohne es wahrzunehmen. Dieses Faktum und die Ursachen und Inhalte des Übernommenen sollten bewusst wahrgenommen und verändert werden.

HK 1208
Ischialgie

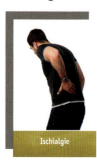

Aus einseitiger Sichtweise entwickelt sich Machtlosigkeit. Es entsteht eine existenzielle Bedrohung durch die eigene Unehrlichkeit sich selbst gegenüber. Der Mensch versucht sich Schutz und Sicherheit zu erzwingen. Oft besteht die Identifikation mit einem Elternteil. Die einseitige Sichtweise sollte sich in Toleranz verwandeln.

HK 1209
Jammern

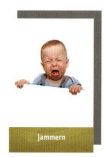

Es besteht deutlich eine fehlende Konfrontationsbereitschaft. Die eigene Position und Lebenssituation bleibt deshalb unklar und unstrukturiert. Der Mensch fühlt sich in einer Opferrolle und ist unfähig, dieses Muster zu verlassen. Fehlende Wandlungsbereitschaft. Eigenverantwortung und Vertrauen in die eigene Gestaltungskraft dürfen nun wachsen.

HK 1210
Kälteallergie

Kaltes und distanziertes Verhalten ist unerträglich geworden. Der Mensch fühlt eine tiefe Sehnsucht nach Beziehungswärme, die er trotzig erkämpfen will. Er verletzt und lehnt dasjenige ab, was er liebt – verletzt sich damit allerdings selbst. Er sollte lernen, ehrlich, besonders zu sich selbst zu werden, damit sich die frustigen Lebenssituationen lösen können.

HK 1211
Karies

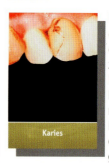

Durchsetzungskraft, Auseinandersetzungswille, die Fähigkeit, das Leben zu integrieren fehlen. Dieses Verhaltensmuster kann schon über Generationen vorhanden sein. Karies entsteht bei weichen, anpassungswilligen Menschen, die mit dem Leben und anderen Menschen im Grunde nichts zu tun haben wollen. Es fehlt ein klares Lebenskonzept. Der Biss im Leben fehlt. Je nach Disposition der Karies – der schmerzhafte, akute oder der häufig schmerzarme, chronische Karies – wird diese Situation dabei schmerzlich bewusst oder bleibt im Unbewussten.

HK 1212
Karma loslassen

Tiefe Gefühle wie Machtanspruch, Sieger sein müssen, Hass und Rachsucht werden unterdrückt und nicht gezeigt. Sich in Opfer/Täter-Rollen gefangen fühlen. Wieder und wieder gewinnen müssen zu Lasten der Individualisierung. Wahre Gefühle werden nicht gezeigt oder eingestanden. Loslassen wird als Versagen gewertet. Der Mensch darf jetzt lernen, das Leben als wertfreie Erfahrung zu verstehen, die verstanden und dann wieder losgelassen werden kann.

HK 1213
Karriere contra emotionale Bindung

Angst, Minderwertigkeitsgefühle und Hilflosigkeit wurden in Kraft, Macht und Karriere verwandelt. Aber der Glaubenssatz: „Ohne Kampf und Vorsicht bin und werde ich schwach" ist geblieben. Damit wurde das Leben zu einem unaufhörlichen, argwöhnischen Kampf, der Gefühlen und Gefühlsbindungen keinen Raum lässt. Erst wenn dem Leben und sich selbst mehr Vertrauen und Gelassenheit geschenkt wird, sind Karriere und emotionale Bindung gleichzeitig möglich.

HK 1214
Katalepsie

Der Mensch hat gelernt, dass spezielle, individuelle Gefühle aufgrund traditioneller oder moralischer Diktionen verboten sind. Er versucht, diese hochkommenden Gefühle zu verschleiern, um diese selbst nicht wahrnehmen und um Gemeinschaft und Versorgt-Sein nicht aufs Spiel setzen zu müssen. Er kann jetzt lernen, zu sich selbst zu stehen.

HK 1215
Katarakt

Die Linse, der Durchblick, ist getrübt. Alles erscheint „grau in grau", die Lebensfreude ging verloren, weil das Sicherheitsbedürfnis die absolute Priorität im Leben ist. Verlust von Kontrasten, da zugunsten der Absicherung auf die Höhen und Tiefen des Lebens verzichtet wurde. Wenn die innere Situation geklärt wird, wenn Sicherheit- und Anpassungsbedürfnis zugunsten von Eigenständigkeit und Selbstverantwortung losgelassen werden, kann auch die Sicht im Außen wieder klar werden.

HK 1217
Katzenimpfungen

Innere Sicherheit und Klarheit werden durch die Gabe gefördert. Eine neutralere, von blockierenden Bewertungen befreite, weniger polarisierte Denk- und Handlungsweise wird nun gestärkt.
Siehe auch Hundeimpfungen

HK 1218
Keuchhusten-Krankheitsnachsorge

Anerkennung erzwingen. Der Mensch hat genug vom friedvollen Nachahmungstrieb und der Anpassung an andere. Er möchte endlich als Eigenpersönlichkeit Anerkennung finden und fordert von anderen, akzeptiert zu werden. Er sieht sich aber auch „allein gegen den Rest der Welt" und kämpft verzweifelt und krampfhaft dagegen an. Geschlucktes und nicht Bewältigtes wird nun verarbeitet. Das Vertrauen in die eigenen Fähigkeiten ist aber noch nicht vollständig ausgebildet. Er möchte endlich in seiner Individualität akzeptiert werden und „hustet den anderen etwas". Der wichtigste Schritt wäre sich selbst zu akzeptieren.

HK 1219
Kinder als Partnerersatz

Wenn ein Paar nur noch zusammen bleibt, weil sie sich eine Trennung nicht trauen und dieses sich nicht selbst eingestehen wollen, dann bleibt nichts anderes übrig, als die Zielrichtung zu ändern. Da der Partner nicht glücklich macht, muss es nun das zukünftige Kind übernehmen, damit der Selbstbetrug unerkannt bleibt. Für gewöhnlich verhält sich das erste Kind so wie der Vater, das zweitgeborene wie die Mutter. Somit ergeben sich zwei gleichartige Paare. Es ist wichtig, irgendwann ehrlich zu werden und sich diese Situation einzugestehen.

HK 1220
Kleptomanie

Der Mensch rächt sich aufgrund des Gefühls ungeliebt zu sein. Er empfindet den embryonalen Verlust des Zwillings als Ablehnung und wünscht sich, Kind zu bleiben, um keine Verantwortung übernehmen zu müssen. Das Recht auf emotional gesteuerte Handlungsweise soll erhalten bleiben. Er sollte lernen, sich selbst ernst zu nehmen und seine Wünsche klar einzufordern.

HK 1221
Klimakterium der Frau

Das Klimakterium leitet eine neue Kreativitätsphase ein. Erst, wenn etwas Eigenes, das kreativ umgesetzt werden kann, entwickelt wurde und die Anbindung an den Glaubenssatz „ich bin nur etwas wert, wenn ich Kinder bekomme" bewältigt wurde, wird das Klimakterium nahezu symptomfrei bewältigt.

HK 1222
Klimakterium des Mannes

Das Klimakterium leitet eine neue Kreativitätsphase ein. Die Unabhängigkeit in der Partnerschaft sollte erreicht werden. Dazu sollte der Glaubenssatz „Ich bin dazu da, um meine Frau zu unterstützen oder meine Familie zu versorgen" hinterfragt werden. Jene eigene Lebensaufgabe, der eigene Lebensinhalt, der nicht zwanghaft auf die Familie bezogen ist, will entdeckt und gelebt werden.

HK 1223
Kloster

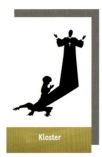

Das Verhalten hat deutliche oder auch untergründig klerikale gefärbte Züge. Dies zeigt sich entweder in Dominanzgehabe, devotem Verhalten, fehlendem Auseinandersetzungswillen und/oder manipulativem Helfertrieb. Begleitet werden diese Verhaltensmuster von versteckt erotischer Spannung oder auch von sadomasochistischem Verhalten. Vermeintliche Gegensätze wie gut/böse, schwarz/weiß, Himmel/Hölle sollten überwunden werden, um in Freiheit Eigenverantwortlichkeit leben zu können.

HK 1224
Knalltrauma

Ein plötzlich lautes Geräusch wirkt wie ein weckender Schreck. Ein langwieriger innerer Konflikt, der durch Anpassung und Selbstverleugnung unterdrückt wurde, wird unüberhörbar und kann endlich bearbeitet und aufgelöst werden.

HK 1225
Knieschmerzen

Sich lange Zeit Situationen, Forderungen und Erwartungshaltungen anderer gebeugt haben. Es wurde stur an gedanklichen Konzepten, an Verstrickungen festgehalten. Wenig Mut, sich auf das Ganze, auf das Spirituelle, einzulassen und auf gewohnte Abhängigkeitsmuster zu verzichten. Um den Knieschmerz aufzulösen, ist es notwendig, sich gerade zu machen, devote Ergebenheit in Selbstachtung zu verwandeln und Verantwortung für das eigene Leben zu übernehmen. Sich vertrauensvoll auf das Leben einzulassen ist die Aufgabe.

HK 1226
Knochenbrüche

Die eigene Persönlichkeitsstruktur wurde zu sehr an scheinbar sichere, von außen vorgegebene, Strukturen angepasst. Der Konflikt verhärtet sich und ohne Toleranz kann es zu keiner Lösung kommen. Ein Bruch zwischen den alten, vorgegebenen und den neuen individuellen Strukturen ist die Folge. Es besteht jetzt die Chance, diese Unterschiede wahrzunehmen und sich konsequent für das Eigene zu entscheiden.

HK 1227
Knochenschwund/Karies

Aufgrund von Selbstzweifeln, übergroßer Loyalität der Familie gegenüber, schlussendlicher Passivität und Resignation geht die eigene, individuelle Struktur verloren. Die Bereitschaft, Konflikte zugunsten des eigenen Selbst zu führen, muss endlich angegangen werden.

HK 1228
Knöchelschwellung

Sich-nicht-zugehörig-Fühlen bewirkt, dass die individuelle Dynamik nicht gelebt wird. Der Mensch traut sich nicht seinen Weg spontan und locker zu gehen. Er bleibt im Grübeln und in der Selbstreflexion stecken. Er darf jetzt lernen, dass er sich nicht nur in der Gruppe stark und sicher fühlen kann, sondern dass er schwungvoll und voller Dynamik seinen individuellen Weg gehen kann.

HK 1229
Knoten Mammae

Seelische wie auch körperliche Verletzungen haben zu der Entscheidung geführt, niemanden mehr versorgen zu wollen. Die Entscheidung ist aus Trotz gefallen. Besser wäre es, einen fairen Gegenwert für das Tun einfordern zu lernen oder aus gelassener Entscheidung aufzuhören. Bedingungslose Liebe oder ein konsequentes ehrliches „Nein" wäre die mögliche, selbstbestimmte Lösung.

HK 1230
Konjunktivitis

Die vorhandene, fremdbestimmte Art der Betrachtung des Lebens wird nicht mehr ertragen. Darauf brennen, einmal die eigenen Ansichten gelten zu lassen. Das Vertrauen in das eigene Potential ist noch schwach, kann sich aber nun entwickeln.

HK 1231
Konzentrationsschwäche

Das Interesse an bestimmten vorgegebenen Themen ging verloren. Der Mensch will keine Disziplin mehr aufbringen, um sich zu etwas zu zwingen. „Wegen Überfüllung an uninteressanten Themen geschlossen haben". Er wünscht sich, Eigenverantwortung zu leben und somit selber zu entscheiden, was er in seinen Fokus nehmen will.

HK 1232
Koordinationsschwäche

Die rechte und die linke Körperseite sind nicht im Einklang. Die Elternteile sind sehr unterschiedlich und haben wenig Gemeinsamkeit. Die Person fühlt sich von einem Elternteil ungerecht behandelt und kann sich selbst aus der unterschiedlichen Bewertung der Eltern nicht lösen. Dies führt zum Gefühl der Machtlosigkeit, des Außenseiters, in die Resignation. Sie sollte begreifen, dass Eltern die eigenen inneren Bewertungen ihrer selbst spiegeln. Diese können jetzt ausgeglichen werden.

HK 1233
Kopf/Körper

Das Fühlen und der Verstand sind voneinander getrennt, da die Konfrontation mit alten Verletzungen vermieden werden soll. Der Verstand hat sich verselbstständigt. Rationale Konzepte führen ein Eigenleben ohne Verbindung zum inneren Gefühl. Wirkliche Eigenständigkeit und Selbstbestimmung kann nur gelebt werden, wenn wieder alle Anteile integriert werden.

HK 1234
Kreativ

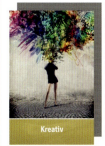

Gewohnheiten und hemmende, unbewältigte Konflikte haben zu unbeweglichem Verhalten geführt. Dieses wird nun aufgeweicht und die gebundene Energie in dynamische Kreativität zurück verwandelt.

HK 1235
Krebs Behandlungsunterstützung

Die Idealvorstellungen des Lebens haben sich nicht verwirklicht, deshalb wird trotzig das Leben verweigert. Die gelebten Illusionsgebilde sollten aufgedeckt und die negativen Beurteilungen, dessen, was ist, dürfen aufgelöst werden. Erst dann kann gelernt werden, sich vertrauensvoll aufs Leben einzulassen.

HK 1236
Krebs schmerzhaft Behandlungsunterstützung

Die Idealvorstellungen des Lebens haben sich nicht verwirklicht, deshalb wird trotzig das Leben, so wie es ist, verweigert. Die Reaktion: Der Mensch hat seinen Trotz und Widerstand gegen das Leben begriffen. Er steht im Zwiespalt, diese zu erhalten oder loszulassen. Es bestehen Schuldgefühle gegenüber dem eigenen Verhalten. Er kann lernen, sich vertrauensvoll auf das Leben einzulassen.

HK 1237
Kreislaufstörung

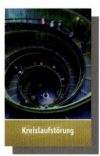

Die Lebensdynamik wird der Erinnerung und damit der Fixierung von Leid geopfert. Leiden scheint einfacher, als den Lebensfluss in positivem Sinne zuzulassen, anzunehmen und spielerisch zu agieren. Die Leidensprägung gilt als gesellschaftlich anerkannt. Der Mut, zu sich selbst zu stehen, ist zu gering. Der Mensch sollte lernen, sich und das Leben spielerisch anzunehmen.

HK 1238
Kriegstrauma

Es bestehen alte, oft verdrängte und unbewusste Gewaltängste, die unterdrückt werden. Der Mensch fühlt sich als Opfer. Die eigene Verantwortung dafür, sich auf den Krieg eingelassen zu haben, wird nicht zur Kenntnis genommen. Eigenverantwortlich Entscheidungen zu treffen und zu diesen zu stehen, ist die Lernaufgabe.

HK 1239
Kummer

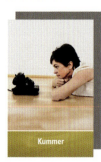

Alte Muster oder Lebensumstände werden fixiert. Bleibt in Altem stecken. „Verweile doch, du bist so schön" sagte schon Goethes Faust. Schönes oder weniger Schönes, aber auch Gewohntes sollte losgelassen werden, damit die Dynamik ins Leben zurückkehren kann.

HK 1240
Kummer chronisch

Alte Muster und Lebensumstände werden über verschiedene Generationen oder karmisch gesehen über verschiedene Leben fixiert. Je länger teils lieb gewordene Gewohnheiten andauern, je problematischer ist es, sich selbst mit allen Bedürfnissen und Gefühlen zu erkennen und diese zu einem individuell befriedigenden Leben umzusetzen.

HK 1241
Kummer durch den Tod von Verwandten

Langjährige Gewohnheiten, Rollenspiele und gemeinsame Lebensinhalte haben aneinander gebunden. Werden diese Gewohnheiten jäh, unvorhergesehen und plötzlich aufgelöst, entsteht oft ein seelisches Chaos. Langjährige Bemühungen und Ziele, den anderen umzuerziehen, lösen sich in Nichts auf. Eine neue Lebenssituation darf sich zeigen, damit ein neues Leben mit neuer, eigener Sichtweise beginnen kann.

HK 1242
Kurz-/Weitsichtig

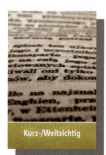

Die individuelle Lebenssicht ging verloren, da zugelassen wurde, dass andere Menschen großen Einfluss ausüben durften. Fremdgeprägte übernommene Glaubenssätze und Verhaltensmuster waren die Folge. Es ist an der Zeit, die Sicht des Lebens unbeeinflusst von außen zurückzuerobern und von unbewussten Wertungen zu lösen. Wenn das eigene Selbst und der eigene Lebensweg gewählt wird, kann wieder klar und unbeeinflusst gesehen werden.

HK 1244
Langeweile

Die Person führt ein unehrliches Leben und nimmt keinen eigenen Standpunkt ein. Sie versteckt sich und ihre Bedürfnisse. Sie erfüllt die Erwartungshaltung anderer, anstatt ihr eigenes Potential zu leben. Erst die Fähigkeit, den eigenen Lebensimpuls auch gegen Widrigkeiten anzunehmen, führt zu einem spannenden, individuellen Leben.

HK 1245
Langsam

Der Lebenskampf mit allen seinen Abenteuern und Prägungen soll in „Sicherheit" bewältigt werden. Absicherndes Verhalten und Kontrolle verlangsamen alle Lebensprozesse. Es herrscht zu wenig Liebe und Vertrauen sich selbst und seinen Lebensimpulsen gegenüber. Der Mensch braucht Mut, um zu sich selber zu stehen und die Anforderungen des Lebens in Gelassenheit und Vertrauen annehmen zu können.

HK 1246
Lateralität

Der Mensch kann sich von einseitiger Sicht- und Handlungsweise nicht lösen. Die geprägte Einseitigkeit deutet auf eine Fixierung auf einen Elternteil oder auf eine „einseitige", also entweder ausschließlich rationale oder ausschließlich emotionale Sichtweise hin.

HK 1247
Lausbefall

Läuse symbolisieren Begrenzungen bzw. unklare Relation zu anderen. Der Mensch fühlt sich entweder eingeengt oder empfindet zu wenig Nähe. Das Terrain wird schon während des Geburtsvorgangs angelegt bzw. aktiviert. Beziehungen zu anderen und Abgrenzungsthemen innerhalb des Familien- und Freundeskreises können nach der Gabe des Mittels ehrlicher und klarer gelebt werden.

HK 1248
Lebensgenuss

Als Lebensgenuss wird die Fähigkeit beschrieben, innere Ruhe empfinden und genießen zu können. Der Lebenskampf wird zum Lebensspiel, in das wir eintreten können ohne zu müssen.

HK 1249
Lebenslust blockiert

Mutlos wird die eigene Kreativität unterdrückt. Verletzungen haben bewirkt, dass die möglichen Potentiale nicht genutzt und gelebt werden. Nun wird diese Kraft als Kreativität frei und kann sich entfalten.

HK 1250
Leber

Die Leber ist das Organ des Selbstwertgefühls und symbolisiert das Selbstbewusstsein eines Menschen. Wie gehe ich mit dem Leben um? Lasse ich mich vereinnahmen oder bleibe ich mir treu? Der Lebensweg ist eine ständige Wandlung und Integration des Lebens. Es ist wichtig, die steten Wandlungen zu genießen, ihnen aber nicht zum Opfer zu fallen. Ob dies gelingt, ist am Zustand der Leber ablesbar. In der Leber finden Entgiftungsprozesse statt, die psychisch analog als Entscheidungen für oder gegen sich selbst zu werten sind. Diejenigen, die sich weigern, die Herausforderungen des Lebens anzunehmen, neigen daher üblicherweise eher zu einer kranken Leber.

HK 1251
Leicht und frei wie ein Schmetterling

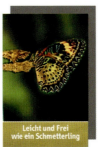

Der Prozess der Verpuppung symbolisiert innere Isolation zugunsten eines Reifeprozesses. Hiermit wird der Weg hinaus in die Freiheit der Möglichkeiten initiiert. Das Ergebnis ist ein Leben in Leichtigkeit.

HK 1252
Leid durch das andere Geschlecht

Leidvolle Erlebnisse über verschiedene Inkarnationen belasten die Menschen,

Frauen wie auch Männer. Erinnerungen an Kriege, Kämpfe, Vergewaltigungen, Folter, Missbrauch und Erniedrigung in vielerlei Hinsicht beeinflussen bis zum heutigen Tag die Kommunikation und den Umgang miteinander. Opfer oder Täter? Wird das Leben frei von Bewertung, dann wird das Leben zum Spiel und Beziehungen voller Leichtigkeit, Vertrauen und Akzeptanz sind endlich möglich.

HK 1253
Lepra

Der erste Schritt zur Individualität: sich zurücknehmen, sich isolieren müssen, sich in sein Innerstes zurückziehen. Sich von der Gemeinschaft, die bisher stark gemacht hat, abgelehnt fühlen. Der gangbare Weg: In vollem Bewusstsein zu sich selbst stehen lernen.

HK 1254
Leseschwäche

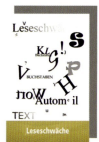

Scheinbar zählt die eigene Meinung in der Umgebung zu wenig. Lediglich die manifestierten, „lesbaren", Worte von Autoritäten werden anerkannt. Der Mensch fühlt sich dominiert, hat jedoch wenig Interesse, sich weitere „Vorschriften" machen zu lassen und Dominanzen zu folgen. Wenn er erkennt, dass er selber die Dominanzen zu solchen erhöht hat, kann er dieses Muster unterbrechen und einen eigenständigen, unabhängigen Selbstwert entwickeln.

HK 1255
Leukämie

Der Mensch kann und will der Erwartungshaltung anderer nichts entgegenstellen. Die eigene Persönlichkeit in Selbstausdruck und Struktur wird verleugnet. Er hat sich in selbst gewählter Verpflichtung und in „wenn, dann...- Denkmustern" verfangen und nimmt sich als Persönlichkeit weder wahr noch ernst. Missachtet sich selbst und glaubt, dienen zu müssen, um daraus seine Daseinsberechtigung zu beziehen. Die Ursachen für diese Verhaltensmuster wollen endlich geheilt werden, damit sich Selbstwert entwickeln kann.

HK 1256
Lipom

Der Machtkampf der Geschlechter hat viele Verletzungen hinterlassen, die innerlich und äußerlich verkapselt wurden, um nicht daran zu zerbrechen. Individualität und persönliche Freiheit fielen der Anpassung und dem scheinbaren Schutzbedürfnis zum Opfer. Der Mensch kann lernen, den Unterstützungswunsch aufzugeben und verantwortlich den eigenen Weg zu gehen, um Verletzlichkeit, Hemmung und Unterwerfung aufzulösen.

HK 1257
Lispeln

Der Mensch steht nicht zu sich selbst und nimmt sich zurück, obwohl Persönlichkeitsstärke vorhanden ist. Die Entscheidung sollte fallen, zur eigenen Individualität zu stehen und den ehrlichen Selbstausdruck zu wagen.

HK 1258
Lochialstau

Die Lochien zeigen den endgültigen Abschluss der Schwangerschaft. Fühlt sich eine frisch entbundene Mutter von der Situation, ein Kind nebst Familie versorgen zu müssen, überfordert, kommt es zu der unbewussten Vorstellung, das Kind, um es besser kontrollieren zu können, wieder zurück in die Gebärmutter zu wünschen. Damit bliebe eine Ablehnung der Situation unklar und weniger blamabel. Die junge Mutter sollte für sich selbst und für das Neugeborene ehrlich und klar werden. Möglicherweise müssen Maßnahmen getroffen werden, damit das Leben von Mutter und Kind jenseits von reiner Pflichterfüllung erträglich oder sogar freudvoll wird.

HK 1259
Loslösung von der Mutter

Schon im Embryonalstadium prägt sich die Beziehung zur Mutter. Fühlt sich die Mutter allein, „hilft" das Embryo mit Dasein, Nähe und emotionaler Stabilisierung. Oft entsteht eine Abhängigkeit, die über Dankbarkeit das Leben erhalten zu haben, weit hinausgeht. Wenn sich gegenseitig volle Eigenverantwortung zuerkannt wird, ist die Basis für individuelle Entwicklung geschaffen.

HK 1260
Loslösung von „Mutter-Kirche"

Diejenigen, die „im Schoß der Mutter Kirche" groß geworden sind, die schon durch das Verhalten ihrer Vorfahren der Kirche gegenüber gelernt haben, unterwürfig, demütig und ergeben zu sein, haben zunächst oft große Mühe, ihre eigenen Entfaltungswünsche überhaupt wahrzunehmen. Es sollte gelernt werden, selbst einen göttlichen Anteil in sich zu spüren und diesem mehr zu vertrauen als den unzähligen versteckten, unbewussten Diktaten und Verboten, die oft noch in den Genen gespeichert sind. Es braucht viel Geduld, diesem langwierigen Erkenntnisprozess immer wieder Raum zu geben.

HK 1261
Lügen

Der Mensch hat Schuldgefühle und Scheu, sich so anzunehmen wie er ist. Holt Vorstellungen und Wünsche aus seinem Unbewussten, um seinem Bild von sich selbst zu entsprechen und der realistischen Beurteilung durch andere zu entgehen. Selbstverrat und Selbstverleugnung sollten aufgelöst werden, um den Lern- und Erkenntnisprozess dieses Lebens bewältigen zu können.

HK 1262
Lumbago

Anderen dienen, sich anpassen, weil man es so – meist in der Kindheit – gesehen, erlebt und gelernt hat. Sich krumm machen, um Schutz und Sicherheit zu erhalten. Sobald Selbstbewusstsein entwickelt wird, erübrigt sich das Dienen.

HK 1263
Lunge

Die Lunge symbolisiert das Geben und Nehmen der Menschen untereinander. Ist dies ausgeglichen, entsteht freudvolle Kommunikation. Fehlt der Ausgleich, werden nicht nur andere Menschen abgelehnt, sondern auch das Leben selbst.

HK 1264
Lungenemphysem

Das Lungenemphysem ist die Folge innerer Unsicherheit. Der Mensch möchte möglichst viel Zuwendung und Zuspruch von anderen, um sich selbst zu stabilisieren, kann aber kaum etwas zurückgeben, da er sich und die eigenen Fähigkeiten ablehnt. Dadurch kommt es zu einem starken Überlebenskampf, der schließlich zu Lasten der Selbstliebe geht.

HK 1265
Lungenentzündung

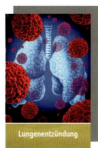
Lungenentzündung

Zorn darüber, im Leben nicht genug Ausgleich gefunden zu haben. Vom Leben etwas zu nehmen und dem Leben etwas in gleichem Maße zurückzugeben erfordert ein stets gelassenes „Einlassen" aufs Leben. Ein JA zum Lebensprozess ist die Basis für ein gesundes, ausgeglichenes Geben und Nehmen.

HK 1266
Lustlosigkeit

Die Orientierung am Außen, an anderen, ist zwar „praktisch", aber wenig fruchtbar und kaum Erfolg versprechend. Die Eigeninitiative sollte gestärkt werden, damit der „Lustimpuls" aus der Selbstbestimmung heraus gesteuert werden kann.

HK 1267
Lymphe

Eine Entscheidung für das Eigene, für sich selbst, ist die Grundlage, um Stabilität und Ehrlichkeit in sein Leben zu bringen. Individualität bedeutet, sich selbst zu vertrauen und nötigenfalls sich für sich selbst stark zu machen. Damit ist ein authentisches, dynamisches Leben möglich.

HK 1268
Machtanspruch unterdrückt

Der Mensch macht sich klein, wünscht sich aber gleichzeitig, ein Leben zu leben, das ihm gemäß wäre. Je kleiner ein Mensch sich macht, umso größer ist sein Anspruch, auch sein Machtanspruch. Möglicherweise will er eine alte Schuld - z.B. durch einen gefühlten Machtmissbrauch - wieder gut machen. Er sollte lernen, im Hier und Jetzt zu sich selbst zu stehen und frei von Schuldgefühlen sein Potential zu leben.

HK 1269
Männer/Frauen

Eine der wichtigsten Anforderungen in unserer Entwicklung ist, den weiblichen und den männlichen Anteil in uns zu verbinden. Meist werden beide Bereiche rivalisierend als Machtkampf empfunden. Dieser spiegelt sich im Außen, in der Partnerbeziehung. Der vermeintlich äußere Kampf entpuppt sich als innerer Widerstreit, der gelöst werden kann.

HK 1271
Malaria

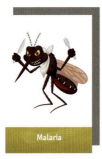

Die Malaria symbolisiert Abhängigkeit, der einerseits mit Auflehnung begegnet werden soll, für welche man sich aber andererseits zu schwach fühlt. Diese Polarisierung muss durch die Stärkung des Selbstwertgefühles unterbrochen werden, indem das Abhängigkeitsgefühl entwertet wird, um handlungsfähig zu werden.

HK 1272
Mangelbewusstsein

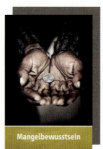

Unzufriedenheit, weil der Mensch das Gefühl hat, ihm Zustehendes nicht erhalten zu haben. Es existiert eine starke Fixierung auf materielle Werte, die auch Ersatzhandlung für vermeintliche oder wirkliche emotionale Verluste sein kann. Dabei verliert der Mensch seine Motivation, seine Kreativität und den Glauben an die eigene Kraft. Wenn das Bewusstsein wächst, dass die Lebenssituation selbst gewählt ist, und nicht auf „ungerechten Entscheidungen" von außen beruht, wächst auch die Kraft, das Geschick in die eigenen Hände zu legen.

HK 1273
Manipulation

Die eigene Lebensenergie kann oder will nicht sinnvoll verwendet werden und wird deshalb anderen „zur Verfügung gestellt". So bietet der Mensch sich als „Spielplatz" für Instrumentalisierungen an. Fehlende Eigenverantwortung erlaubt es, dass andere Lebewesen mit der bisher nicht sinnvoll benutzten Energie etwas Eigenständiges kreieren. Es muss gelernt werden, sein eigenes Potential zum Wohle der eigenen Entwicklung einzusetzen.

HK 1274
Manipulativer zwanghafter Helfertrieb

Aufgrund meist kindlicher Erfahrung, hilflos und ungeschützt zu sein, hat sich die Person geschworen, nie wieder in eine solche Situation zu geraten. Mit diesem Schwur aktivierte sich das neue Wichtigste im Leben: die Kontrolle. Möglichst alle vielleicht unberechenbaren Situationen, alle Mitmenschen, jede Entwicklung werden ab sofort unter dem Deckmantel Hilfsbereitschaft kontrolliert. Dies geht so weit, dass sich oftmals die Umgebung manipuliert fühlt. Die Person sollte wieder Vertrauen ins Leben gewinnen und damit Lebensqualität und Lebensfreude genießen lernen.

HK 1275
Masern-Krankheitsnachsorge

Die friedvolle Unterwerfung. Verachtung der eigenen Potentiale mit übertriebener Selbstkritik. Der Helfertrieb wird häufig zum vordergründigen Motiv allen Handelns. Auch eine klerikale Vorprägung bzw. Familienprägung ist möglich. Harmoniesucht hat ein Übergewicht, Eigenverantwortlichkeit und Selbstverantwortung werden überhaupt nicht in Betracht gezogen. Über die Maserninfektion wird der Mensch gezwungen, sich mit dem Thema der Selbstachtung zu beschäftigen. Er lernt und spürt, dass seine Potentiale wertvoll sind.

HK 1276
Mastitis

Der Preis für die eigene Absicherung war scheinbar zu hoch. Zornig über die eigene Fehlentscheidung, nun andere, nämlich das Kind, nähren zu müssen, ohne selbst ausreichend versorgt zu sein. Alternative Möglichkeiten werden nicht wahrgenommen. Die traditionelle Rolle ist so verinnerlicht, dass sie nicht in Frage gestellt wird. Der Zorn über die eigene Weigerung wird aber weder verbalisiert noch ausgelebt, sondern in einen entzündlichen Prozess gelenkt. Wenn die Frau die Gewissheit entwickelt, sich jederzeit vom Leben nehmen zu können was sie braucht, kann sie unbefangen und friedlich leben.

HK 1277
Meningitis

Karmische, mitgebrachte Traumata dürfen nicht an die Oberfläche. Der Mensch meint deshalb, alles rational bewältigen zu müssen, was aber nicht gelingt. Großes Anerkennungsbedürfnis, um sich abzusichern und geschützt zu sein. Angst vor Menschen. Er macht sich klein und passt sich an. Das nicht gelebte Gefühl wird oft über Zweckdenken und Hochschätzen materieller Werte kompensiert. Erst wenn die alten Verletzungen sichtbar werden dürfen, können sie sich auflösen.

HK 1278
Mensesschmerz/Dysmenorrhoe

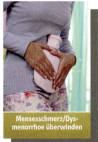
Mensesschmerz/Dysmenorrhoe überwinden

Das Leid des „Auseinander-gerissen-Seins" von Mann und Frau als archaisches Urtrauma. Im Vorbild der Eltern sind Erlebnisse geprägt, die die Frau als Unterlegene, die Gewalt erleidet, darstellt. Dieser Schmerz zeigt sich während der Menses. Die unbewussten Bewertungen sollten aufgedeckt und aufgelöst werden, damit Mann und Frau das Leben gleichwertig genießen können.

HK 1279
Metastasierung

Die Auseinandersetzung mit dem „Grundkonflikt" scheint nicht möglich und wird verlagert und/oder auf Nebenschauplätze ausgedehnt. Alte Schockzustände müssen aufgelöst und bewältigt werden, damit der Grundkonflikt lösbar wird.

HK 1280
Meteoriten

Informationen und Impulse anderer Lebens- und Seinszustände bereichern unser Bewusstsein und führen uns zu dem, was wir wirklich sind.

HK 1281
Metrorrhagie

Unklare Kommunikation in Bezug auf sexuelle Bedürfnisse, mit unehrlicher, verdeckter Verweigerung. Es besteht der

Wunsch, nicht nur auf diese Ebene reduziert zu werden, sondern Kreativität auch auf anderen Gebieten auszuleben zu können. Die azyklische Blutung aus der Gebärmutter wird unbewusst gesteuert und dazu benutzt, um den Mann, der mit seinen sexuellen Wünschen unerwünscht ist, abzuweisen, ohne dies begründen zu müssen. Die Wahrnehmung eigener Bedürfnisse und eine ehrliche Kommunikation in der Beziehung dürfen sich entwickeln.

HK 1282
Migräne

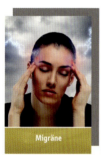

In einer üblen Situation, die verändert werden müsste, schweigend verbleiben. Häufig Wiederholung der gleichgeschlechtlichen Elternrolle mit teilweise einseitigen Denkweisen und Bewertungen. Dabei wird der gleichgeschlechtliche Elternteil unbewusst zur Dominanz, die nicht enttäuscht werden darf. Es bedarf der Loslösung von übernommenen Mustern, um das Eigene entwickeln zu können.

HK 1284
Milchmangel

Die Frau misstraut sich selbst und glaubt, nicht gut genug zu sein. Sie ist gewohnt, sich Dominanzen unterzuordnen. Nun ist aber der eigene Instinkt gefragt. Sie fühlt sich überfordert, da zu wenig Selbstsicherheit vorhanden ist und möchte Konflikten aus dem Weg gehen. Die Aufgabe, Mutter zu sein, fühlt sich einengend an. Aus dem Gefühl heraus, selber nie genug bekommen zu haben einen anderen Menschen versorgen zu müssen, scheint unmöglich. Sie sollte unterscheiden lernen zwischen ihrer eigenen Persönlichkeit und zwischen einem gesellschaftlich fixierten, traditionellen Mutterbild. Erst dann kann sie die neue Lebensaufgabe annehmen, ohne ihre eigenen Wünsche und Ziele verleugnen zu müssen.

HK 1285
Milchschorf

Das Kind wünscht sich, so gesehen und geliebt zu werden wie es angelegt ist. Es zerbricht sich den Kopf, wie das Traditionelle, das Rollenspiel überwunden werden kann. Es fühlt sich als Individuum zurückgewiesen und findet in seinem Umfeld wenig Resonanz für die spirituellen Impulse, die es mitbringt. Dies hat zur Folge, dass es seine geistige Herkunft verleugnet um sich anzupassen. Gelassenheit, Vertrauen und Geduld ist nötig, um sich das Eigene zu bewahren.

HK 1286
Milz

Die Milz symbolisiert die Lebensfreude und gehört, in der Systematik der Organe, zum Lymphsystem. Hier finden sich die Abgrenzungsthemen. Wenn gesundheitliche Probleme vorliegen, kann man sich nur schwer gegen feindlich empfundene Energien schützen. Die Milz steht für das Beharren auf etwas, aber auch für Beharrlichkeit. Im pathologischen Sinne symbolisiert die Milz die Sturheit, das starre Festhalten, das „Kleben" an einer Sache, an Um- und Zuständen oder an Glaubenssätzen. Sind diese Themen aufgearbeitet, steht uns die Milz wieder als Organ unserer Lebensfreude zur Verfügung.

HK 1287
Milzbrand

Die Sehnsucht, aus einem kopflastigen, komplizierten Leben zurück zur Einfachheit zukommen, um sich zur individuellen Persönlichkeit entwickeln zu können, ist groß geworden. „Zurück zu den Wurzeln" ist der Seelen- und Lebensplan. Dieser wird lebbar, wenn die Auseinandersetzung mit diesem Thema geschieht.

HK 1288
Minderwertigkeitsgefühle loslassen

Die Person ist mit Eltern, meist der Mutter, aufgewachsen, die auf irgendeine Weise vermittelt hat, dass entweder das Kind oder die ganze Familie unbedeutend sei. Diese Prägung kann sehr tief im Unbewussten verankert sein. Es ist kaum möglich, jemandem diese Wertung auszureden. Erst wenn begriffen ist, dass alle Menschen ihr typisches Eigenes, ihr Individuelles tragen und dass „Anders-Sein" positiv und neidlos gesehen werden kann, wird sich der Mensch ins gemeinsame Ganze integrieren können.

HK 1289
Missbrauch

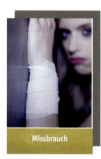

Emotionale aber auch physische bzw. reale Vergewaltigungen symbolisieren Sehnsüchte, die ein Mensch sich nicht zugesteht. Diese Sicht ist für das jeweilige Missbrauchsopfer natürlich schwierig. In der bewertungsfreien Betrachtung einer eigenverantwortlichen Seele muss jedoch die Frage gestellt werden, aufgrund welcher karmischen Vorprägung die Seele diese „Erfahrung" gesucht hat. Dies kann z.B. eine Asexualität der Frauen in der Ursprungsfamilie sein, die erlöst werden will. Über die Generationen wurde Sexualität zur „Währung der Frau". Sex wurde zum Lohn, zur Belobigung, zum Dank an den Mann. Dabei ging oft die Lust bei der Frau verloren. Das sexuelle Spiel der Liebenden wich der ungerechten Bezahlung, die oft genug als Gewalt erlebt wurde. Die Sexualität selbst wurde so zum Missbrauch, zur Vergewaltigung, hinter der sich Sehnsüchte verstecken, die sich Menschen nicht mehr offen zugestehen (dürfen). Das „Ritzen" als Symbol der Zweiteilung soll Gefühle wieder wahrnehmbar erleben lassen. Sie sind oft sichtbare Zeichen der Folge von Vergewaltigungen.

HK 1290
Misstrauisch

Der Mensch vertraut sich selbst nicht, fühlt sich oft minderwertig und nicht zugehörig. Hohe Ideale als Anspruch scheinen unerreichbar und verhindern die Individualisierung. Vertrauen in sich als eigenverantwortliches Wesen darf nun gelernt werden.

HK 1291
Mollusken/Dellwarzen

Der Mensch wünscht sich Unterstützung von anderen, fühlt sich aber nicht wichtig genug, um ernst genommen zu werden. Es gelingt ihm nicht, eigene und berechtigte Forderungen und Wünsche auszudrücken. Er darf endlich begreifen, dass auch er ein wertvoller Teil des Ganzen ist.

HK 1292
Mukoviszidose

Der Mensch hat beschlossen, der „schleimigen" Anpassung, die bereits bei den Vorfahren oder in eigenen Vorleben üblich war - scheinbar um zu überleben - nicht länger zu folgen. Er macht sich sein Verhalten durch schwere, konfliktreiche Lebenssituationen bewusst. Er kann jetzt lernen, soviel Selbstachtung zu entwickeln, dass Konflikte als Herausforderung verstanden werden können und ihre Bedrohlichkeit verlieren.

HK 1294
Multiple Sklerose

Verleugnung der eigenen Stärke, Kreativität und Lust auf Grund negativer Bewertung einer starken, aber einsamen Persönlichkeit in der Umgebung - sehr oft der Vater. Nicht genauso dominant, manipulativ und damit einsam sein wollen wie der andere, der negativ bewertet wurde. Deshalb wird die eigene Kraft gelähmt, kontrolliert und ehrgeizig diszipliniert. Der Stau der Lebensenergie wird als Lähmung sichtbar und muss dringend aufgelöst werden.

HK 1295
Mumps-Krankheitsnachsorge

Die Selbstbestimmung soll erzwungen werden. Die Persönlichkeit lernt, „dicke Backen" zu machen, damit die Individualisierung, der eigentliche Aufrichtungsprozess des

Menschen, erfolgen kann. Sie verlangt, genauso anerkannt zu werden wie andere in der Umgebung und wehrt sich gegen Bevormundung. Die Beeinflussung durch das Außen und die innere Stärke sollten in ein ausgewogenes Gleichgewicht kommen. Zu dieser Selbstbestimmung gehört auch die Bestimmung über die eigene Sexualität. Ist dieser Prozess problematisch, kann es in Folge zu Eierstock- bzw. besonders zu Hodenentzündungen kommen. Daher ist es wichtig, alte Prägungen und Verbote zu hinterfragen und loszulassen.

HK 1296
Mundgeruch

Alle aggressiven, zornigen, verärgerten Worte und Gefühle, die nicht ausgesprochen wurden, werden auf andere Weise den Gegnern entgegengeschleudert. Der Mensch fühlt sich unsicher, in der Kommunikation vergewaltigt und konfliktunfähig. Es kann jetzt gelernt werden, für die eigenen Gefühle einzustehen und seine Bedürfnisse zu verbalisieren.

HK 1297
Muskelschwäche

Der Mensch verweigert seine Dynamik, seine Möglichkeiten, um die Verantwortung für sein Leben nicht übernehmen zu müssen. Stammt oft aus einer Familie von „Opfern", bei denen es zum guten Ton gehört, Opfer zu bleiben. Dahinter steckt oft Lebensunwille, der bewältigt werden muss. Die Lernaufgabe besteht darin, das Leben als freudige Herausforderung anzusehen.

HK 1298
Mutterbeziehung problematisch

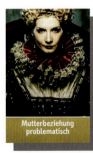

Mutter und Kind haben nicht die gleiche energetische Frequenz. Sie verstehen sich nicht wirklich, weil jeder anders angelegt ist. Es gilt nun, Toleranz zu lernen und zu üben. Die Frage, die sich jeder insgeheim stellt: „Bin ich richtig oder der andere", führt nicht weiter. Es ist wichtig, sich selbst und den anderen zu akzeptieren, zu tolerieren und gelassen abzuwarten bis die Zeit der Abhängigkeit voneinander vorüber ist.

HK 1299
Muttermilch zu reichlich

Die Frau glaubt, sich durch überreichliche Versorgung anderer Liebe oder zumindest Akzeptanz erkaufen zu können. Das innere Kind ist tief verletzt und hat gelernt, über Manipulation erfolgreich kommunizieren zu können. Nun ist es an der Zeit, die Selbstdisziplin aufzugeben, ehrlich zu werden und sich so zu zeigen und zu leben wie man angelegt ist.

HK 1300
Myome

Das „Pseudokind", das Myom, steht für die traditionelle Hauptaufgabe der Frau, das Gebären. Die Erwartung der Familie oder der Umgebung, Kinder zu bekommen, kann unbewusst so mächtig sein, dass diese in Myomen ersatzweise erfüllt werden soll. Mit der Gebärfähigkeit ist in der Tradition die Existenzsicherung verbunden. Eine Frau, die Kinder hat, wird versorgt. Ersatzweise werden Myome deshalb auch in Lebenssituationen ausgebildet, in denen die berufliche Entwicklung oder die eigenverantwortliche Versorgung nicht in einen freudvollen Prozess münden. Es darf endlich gelernt werden, dass individueller Selbstwert nicht von traditioneller Pflichterfüllung abhängig ist.

HK 1301
Myopie/Kurzsichtigkeit

Aus Unsicherheit resultierende Fokussierung auf das Naheliegende. Aus Angst, was da wohl Unberechenbares auf ihn zukomme, befasst der Mensch sich hauptsächlich mit inneren, geistigen Themen. Zur verbesserten Wahrnehmung wird die Bildschärfe gern mit einem „Blinzelgesicht" (aus dem griechischen Myops) verbessert: Man schaut verkniffen auf das, was da wohl kommt. Kontrolle scheint notwendig, um lebensfähig zu bleiben. Die alten, gespeicherten Schockerfahrungen, die zur Angst vor Unberechenbarkeit geführt haben, müssen an die Oberfläche kommen, um aufgelöst werden zu können.

HK 1302
Nabelgranulom

Der Nabelbereich, die eigene Mitte, ist durch den Verlust des pränatalen Zwillings tief verletzt. Die Möglichkeit, das Leben auch aus eigener Kraft bestehen zu können, wird noch nicht gesehen. Das Kind meint, auf Unterstützung und Hilfe angewiesen zu sein. Es gilt die Erkenntnis zu erlangen, dass das irdische Leben nicht zwangsläufig die spirituelle Anbindung kostet.

HK 1303
Nachwehen

Verständnislosigkeit und tiefe Trauer um den eigenen verlorenen Zwilling. Die während der Schwangerschaft tief empfundene Einheit ist mit der Geburt verloren gegangen. Die Notwendigkeit, losgelöst von traditionellen Motiven endlich selbstständig in die Eigenverantwortung zu gehen, tritt schmerzhaft ins Bewusstsein. Es gilt, erfahrene Traumata aufzulösen und in gelassene Annahme des Lebens zu verwandeln.

HK 1304
Nägel brüchig

Nägel symbolisieren die Wehrhaftigkeit. Ist die eigene Stabilität nahezu verloren, kommt es zu brüchigen Nägeln sowie zu Haarausfall. Der Mensch fühlt sich wehrlos und bedroht und sollte lernen, selbstbewusst seinen Standpunkt zu vertreten.

HK 1305
Nägel kauen

Nägel symbolisieren sowohl Stabilität in der Handlungsweise als auch Wehrhaftigkeit. Gelegentlich werden sie auch zu „Waffen".

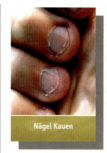
Nägel Kauen

Werden sie abgekaut, wird auf Wehrhaftigkeit verzichtet. Aggression und Größe wollen/dürfen nicht gezeigt werden. Der Mut zur eigenen Größe darf entwickelt werden.

HK 1306
Nagelpilz

Der sehnsüchtige Wunsch nach Unterstützung hat die Stabilität auf dem Lebensweg oder die der eigenen selbstbestimmten Handlungsweise gekostet. Der Verrat sich selbst gegenüber sollte aufgelöst werden, damit sich Persönlichkeitsstärke entwickeln kann.

HK 1307
Narben

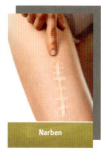
Narben

Körperliche wie seelische Narben deuten auf ein noch nicht endgültig bewältigtes Verletzungsthema hin. Sind Narben noch gut sichtbar oder sogar rot oder blau verfärbt, ist der zugrunde liegende Konflikt noch aktiv und bietet sich an, verstanden und integriert zu werden.

HK 1308
Narkosefolgen

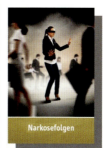
Narkosefolgen

In einer Narkose wird der Mensch in eine andere Dimension „geschickt", damit er seinen Körper nicht schmerzhaft wahrnimmt. Alte, nicht bewältigte Erfahrungen aus der „Zwischenwelt" werden deutlich, um verarbeitet zu werden. Hierbei kann es sich z.B. um Geburts-, Unfall- und auch andere Schocksituationen handeln, die emotional entwertet werden sollten.

HK 1309
Narkotika verschlechtern

Das Gefühl, nicht kontrollieren zu können macht unsicher und verkrampft. Erinnerungen an bereits bestehende Kontrollverlustsituationen, die erneut „aufgerufen" werden, sollten endlich befriedet werden, um an Bedrohlichkeit zu verlieren.

HK 1310
Neid

Starke Bewertung der eigenen Person im Zusammenhang mit Äußerlichkeiten. Wenig innere Stabilität. Jemanden um etwas zu beneiden, impliziert das Gefühl, niemals jene „Belohnungen" zu erhalten, welche andere sich zugestehen. Dies bezieht sich sowohl auf die materielle als auch auf die emotionale Ebene. Es will verstanden werden, dass der eigene Wert, der Selbstwert absolut ist und nicht durch Äußerlichkeiten oder den Vergleich mit anderen entsteht.

HK 1311
Nervenschwäche

Der Mensch hat zu wenig Mut, um zu den eigenen Potentialen, Vorstellungen - kurz zu seiner Persönlichkeit - zu stehen. Impulse von außen und die Umsetzung in Eigenaktivität überfordern. Es ist auf Dauer anstrengend, es sich selbst und anderen gleichzeitig recht machen zu wollen. Die Entscheidung, bedingungslos zu sich selbst zu stehen, darf getroffen werden.

HK 1312
Neubeginn

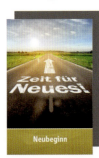

Wenn eine Epoche oder ein Lebensabschnitt beendet ist, entsteht das Gefühl, einen Neuanfang machen zu wollen. Dies sollte unbefangen und locker geschehen, indem Altes wirklich losgelassen wird.

HK 1313
Neugeburt

Die Geburt war schwierig. Das Leben in der Mitte seiner Ursprungsfamilie ebenso. Der Mensch hat sich über eine lange Zeit nicht verstanden und angenommen gefühlt. Er lernt nun, sich und sein Leben anzunehmen und eine tiefe Andersartigkeit zu akzeptieren. Die eigenen Fähigkeiten können nun wertgeschätzt werden. Es ist jetzt Zeit für eine Neugeburt der individuellen Persönlichkeit losgelöst von den Normen und Traditionen der Vergangenheit.

HK 1315
Nieren

Die Nieren symbolisieren partnerschaftliche Harmonien. Dabei sind auch Freundschaft, Mutter-Kind-Beziehungen etc. inbegriffen. Entsprechend der Form der Nieren spielt dabei das „Einander-zugeneigt-Sein" eine Rolle. Alte, übernommene Prägungen und Verletzungen in der Mann-Frau-Thematik spiegeln sich im Zustand der Nieren.

HK 1316
Nierenentzündung

Die festen Vorstellungen wie eine Partnerschaft oder Beziehung abzulaufen hat, sind enttäuscht oder in einer Beziehung verletzt worden. Die wirklichen Gefühle werden kontrolliert und abgespalten, um die Situation aufrechterhalten und ertragen zu können. Der Mensch handelt anders, als es gefühlsmäßig richtig wäre. Es ist an der Zeit, Gefühle wieder zuzulassen, anzuerkennen und danach zu handeln.

HK 1317
Nierensteine

Die versteinerte Emotion. Nachhaltige Kommunikationsstörung in der Partnerschaft. Besonders Aggressionen, aber auch andere Gefühle, die die Vorstellungen von Partnerschaft und Gefühlsbindung betreffen, werden verkapselt und versteinern (Nieren-, Blasensteine). Der Mensch hat Angst, dass Gefühlsäußerungen eine tiefgreifende Veränderung der Lebenssituation nach sich ziehen könnten, z.B. eine Trennung. Er sollte lernen, dass frei fließende Emotionen die Grundlage für Lebensdynamik bilden und sich darauf einlassen, anstatt weiter an starren, überholten Konzepten festzuhalten.

HK 1320
Obrigkeiten loslassen

Um ein scheinbar sorgloses, bequemes Leben führen zu können, scheint es einfacher, sich mitsamt seiner Persönlichkeit einer Obrigkeit z.B. Eltern, Lehrer, Kirche, Chef zu unterwerfen. Selber denken erscheint anstrengend, da Konflikte auftauchen, um gelöst zu werden. Individuelle Entwicklung und eigenverantwortliche Entscheidungen werden in dieser Konstellation erfolgreich vermieden. Erst dann, wenn die gewählte Obrigkeit besitzergreifend und damit noch unbequemer wird, wird die Entscheidung getroffen, die Verantwortung für das eigene Leben zu übernehmen.

HK 1321
Obstipation

Verstopfung symbolisiert das Zurückhalten von Kritik, die Furcht davor, jemanden konsequent und eben auch mit Konsequenzen „zusammenzuscheißen". Bedürfnisse werden kaum eingefordert. Sobald die Persönlichkeit in sich stabiler ist, gelingt der Selbstausdruck besser.

HK 1497
Ödeme

Flüssigkeit symbolisiert Gefühle. Bei ödematösen Erkrankungen zeigen wir uns, dass die Gefühle nicht gelebt werden, sondern „unter der Haut bleiben". Es gibt viele Gründe, das Leben zu versagen. Vom vermutlichen Pflichterfüllung bis hin zum fehlenden Selbstwertgefühl. Es ist wichtig, auch gegen den Impuls des „Gemocht Werden Wollens" zu sich selbst und seinen Gefühlen zu stehen, diese zu zeigen und zu leben.

HK 1322
Organverfettung

Konflikte mit der engen Umgebung und den Nächsten werden und werden und werden nicht gelöst. Um das eigene Selbst zu schützen, wird eine Isolationsschicht aufgebaut. Der Mensch sollte sich seinen Bedürfnissen stellen und lernen, ohne Selbstzweifel kraftvoll zu seiner Persönlichkeit zu stehen.

HK 1323
Orgasmusstörung

Die Menschen, die sich nicht zugehörig fühlen, die feste Überzeugungen haben und behalten wollen, die ihren eigenen Gefühlen nicht vertrauen, kurz, die Angst vor sich selbst und ihren Fähigkeiten haben, sollten lernen loszulassen. Die Fähigkeit zu vertrauen, auf jegliche Kontrolle zu verzichten, sich dem Lebensfluss hinzugeben und sich bedingungslos darauf einzulassen ist eine hohe Kunst, die sich aber zu lernen lohnt.

HK 1324
Otitis Media

Die inneren und die äußeren Stimmen melden sich. Der Mensch ist zornig über den Zwiespalt, dass das, was von außen, von anderen herangetragen wird, nicht mit dem, was die innere Stimme sagt, übereinstimmt. Er meint, sich anpassen zu müssen, um zu einer Gemeinschaft dazuzugehören, ohne sich auseinandersetzen zu dürfen. Gleichzeitig geht es auch um Abgrenzung – um das Nicht-Hören-Wollen. Daran, welches Ohr betroffen ist, lässt sich auch der Konfliktbeziehungs-Partner identifizieren. Wut über diesen Zustand (Fieber) und darüber, sich (noch) nicht ausdrücken zu können, gehen einher mit einer in der Hörminderung ausgedrückten Verweigerungshaltung. Wenn verstanden wurde, dass die von außen kommenden Stimmen meist die traditionellen Bewertungen und Themen darstellen, die nicht mit dem eigene Lebensplan übereinstimmen, kann die konsequente Entscheidung für die eigene innere Stimme, die Intuition auf dem Lebensweg gefällt werden.

HK 1325
Panaritium

Der Mensch fühlt sich nicht zugehörig und glaubt, sich zurückhalten zu müssen, um keine Aggressionen hervorzurufen. Es ist an der Zeit, die eigene Andersartigkeit nicht mehr als Strafe, sondern als Chance zur Entwicklung zu begreifen.

HK 1326
Pankreas

Die Bauchspeicheldrüse symbolisiert den Selbstfindungsprozess. Wenn sie erkrankt, ist der Entscheidungsprozess gestört und Selbstzweifel nehmen überhand. Es existiert der Glaubenssatz, beständig und ohne Unterlass für die Zugehörigkeit und Anerkennung in der Gemeinschaft „ackern" zu müssen. Das Vertrauen in eine natürliche Zugehörigkeit ist verletzt und der Mensch sollte jetzt lernen, dass der einzige Maßstab, nachdem es sich zu richten lohnt, der eigene ist.

HK 1329
Pathologische Verschmelzung

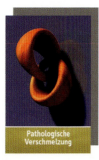

Fehlendes Loslassen. Sich an einen anderen hängen, sich identifizieren wollen. Dies ist oft eine unbewusste Kompensation des pränatalen Zwillingsverlustes. Dieser wird dann alternativ in Form eines anderen Wesens festgehalten. Das Bewusstsein, auch als eigenständige Person stabil zu sein und eine Lebensberechtigung und -aufgabe zu haben, ist die Folge der gelungenen Loslösung.

HK 1330
Perfektionismus

Das Bedürfnis, alles perfekt bzw. „noch perfekter" zu gestalten und das Gefühl, keine Fehler machen zu dürfen, blockieren Energien und Prozesse. Aufgrund starker, anhaltender, möglicherweise bereits in der Kindheit erfahrener Kritik entsteht Unsicherheit. Durch das daraus resultierende Bedürfnis, sich beweisen zu wollen, werden Endergebnisse so lange herausgezögert bis man unter Umständen überhaupt nichts mehr „zustande" bzw. zu Ende bringt. Althergebrachte Beurteilungsmuster dürfen jetzt abgelegt werden.

HK 1331
Pest

Um die scheinbare harmonische Gemeinschaft zu erhalten, wird die Individualität geopfert. Der Mensch fühlt sich deshalb von anderen missachtet und abhängig. Die alte Seuche Pest ist Grundlage und Basis des idealisierenden und konfliktvermeidenden Verhaltensmusters. Die Realität so zu sehen wie sie ist und als Lernprozess willkommen zu heißen wäre die Lösung.

HK 1334
Phimose

Der Mann verweigert sich der Möglichkeit, sich auf Kraft, Lust und Genuss einzulassen. An deren Stelle sind Zorn, Helfertrieb und Leidenswille getreten. Er verweigert sich die Macht, das Machen. Es ist an der Zeit, frei von alten Bewertungen zum eigenen Potential zu stehen, um Freude und Kreativität spielerisch leben zu können.

HK 1335
Pillen

Um nicht schwanger zu werden, wird auf ein reifes, selbstbestimmtes Leben verzichtet. Zurück ins Kind-Sein ist der Preis, der dafür gezahlt wird. Das Frau-Sein wird durch erlebte alte Bewertungen und Einschränkungen abgelehnt. Diese sollten aufgelöst werden, um Weiblichkeit spielerisch in allen Facetten leben zu können.

HK 1336
Pilze spezial

Die Verpilzung symbolisiert kritiklos übernommene Verhaltensmuster der Familie, der Vorfahren. Diese bisher nicht infrage gestellten Verhaltensmuster, die je nach der Position der Verpilzung benannt und entschlüsselt werden können, dürfen ins Bewusstsein gelangen, damit eine Entscheidung gefällt werden kann, wie derjenige selbst mit dem Konflikt umgehen will.

HK 1337
Pilze und Candidas

Die Verpilzung symbolisiert selbstverständlich geltende familiäre Verhaltensmuster, die bisher nicht hinterfragt wurden. Genitalpilze symbolisieren ein verdrängtes Sexual- und Lustpotential der Familie. Die Befreiung daraus erfordert den Individualisierungsprozess, damit die Gruppenanpassung überwunden werden kann.

HK 1338
Platzangst/Agoraphobie

Die unbewusste Erinnerung, inmitten einer Menschenmenge bestraft zu werden und/oder Gewalt zu erleben, ist zum festen Bestandteil des heutigen Lebens geworden. Die Reiz- und Angstschwelle ist niedrig, so dass sich Selbstbewusstsein und Persönlichkeit kaum entwickeln können. Wenn erkannt wird, dass alle Erlebnisse „selbst bestellt" werden, um Erfahrungen zu machen, tritt Eigenverantwortung an die Stelle der Ängste.

HK 1339
Pleuritis

In der Folge einer Lungenentzündung wird die Möglichkeit, den anderen die „schleimige Freundlichkeit" vor die Füße zu husten nicht genutzt, da der Mensch noch glaubt, sich anpassen zu müssen, um versorgt zu werden. Eine andere Kommunikationsform wird aber noch nicht für möglich gehalten. Er fühlt sich ungeliebt, nicht geachtet und benutzt. Das Erkennen und die klare Artikulation der eigenen Bedürfnisse sind ein wichtiger Schritt von der Anpassung zur Individualität.

HK 1340
Pocken

Grundlegende Thematik der negativen Lebenssicht. Die wesentlichste Prägung der Pocken auf der emotionalen Ebene ist die Angst vor Gewalt. Es liegen starke, tief geprägte Bewertungen vor, die z.B. die Thematik „Opfer" und „Täter" hervorgebracht haben. Es darf verstanden werden, dass auf Gewalterfahrung verzichtet werden darf.

HK 1341
Polio-Krankheitsnachsorge

Schwäche als Selbstzweck. Der Mensch steuert über Hilflosigkeit und Schwäche andere für seine Zwecke, erzwingt sich die Unterstützung. Die Bereitschaft, die Eigenverantwortlichkeit für sein Leben mit allen Konsequenzen zu übernehmen, fehlt. Er begibt sich in eine Opferrolle, ein kindliches, passives Verhalten und verharrt darin, um der Verantwortung für sein Leben zu entgehen. Dies geschieht mit indirekten Schuldzuweisungen an andere, um die Opferrolle auch vor sich selbst begründen zu können. Die Energie, die bisher in Manipulation und Rollenspiel investiert wurde, darf nun in die eigene Lebensdynamik fließen.

HK 1342
Polypen

Der Mensch opfert seine Gefühle, um dazu gehören zu dürfen. Er verzichtet dafür auf Lebenskraft und Selbstbestimmung, wodurch er sich starr und ungeliebt fühlt. Erst dann, wenn die eigene Kraft und Dynamik freigesetzt und damit die eigenen Talente gelebt werden, hat die Anpassung an die Umgebung ein Ende. Der klare, offene Selbstausdruck ist nun erlaubt. Das eigene Leben darf nun in die Dynamik kommen.

HK 1343
Power

Sich auf alle Varianten von Dynamik einlassen zu können ist der Weg, um zu seiner eigenen Kraft zu stehen. Kraft ist Dynamik, Dynamik ist Kraft.

HK 1344
Prostata

Die Prostata steht für die männliche Kraft, Selbstachtung und Anerkennung des eigenen Lust- und Kreativitätspotentials. Werden negative Bewertungen dieses Potentials verinnerlicht oder die traditionelle männliche Rolle als Reduzierung verstanden, kann dies ebenso krank machen wie das Gefühl, nach Beendigung der „traditionellen" Aufgaben nicht mehr „nützlich" zu sein. Befreit sich der Mann aus der Abhängigkeit von äußeren Bewertungen, kann er sich selber achten und anerkennen.

HK 1345
Prostatitis

Der Zorn des Mannes, dass er sich und seine Lebenslust zu wenig achtet bzw. dass diese im Außen so wenig geachtet wird. Die eigenen Lustanteile werden verdrängt. Dies ist meist auf der Basis der Versorgerrolle entstanden, die aber gleichzeitig wenig wertvoll erscheint. Das traditionelle Rollenspiel und die Pflichterfüllung dürfen der Lebenslust und Lebensfreude weichen.

HK 1346
Prüfungsangst überwinden

All die Menschen, die sich klein machen, die vor anderen mehr Achtung haben als vor sich selbst, kennen Prüfungsangst. Erst dann, wenn ich mich selbst achte, bekomme ich die innere Ruhe, die ich brau-

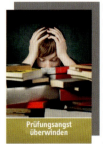

che, um intuitiv zu erfassen, was mein Gegenüber will. Die Erwartungen anderer erfüllen zu wollen, bringt mich von mir selbst weg. Lerne ich mir selbst zu vertrauen, ohne meine Verantwortung abzugeben, wird aus alter Angst Leichtigkeit.

HK 1347
Psoriasis

Tragische, leidvolle Situationen sind zum Lebensinhalt geworden. Die eigene Besonderheit. Der Individuelle hat schon oft Bestrafungen nach sich gezogen. Deshalb treffen Freude und Spaß auf Argwohn, weil sie unkontrollierbar, unberechenbar und damit bedrohlich erscheinen. Die eigene Besonderheit als Chance und nicht als Makel zu begreifen hilft, die alten Muster zu lösen.

HK 1348
Pubertät/Klimakterium

Geburt, Pubertät und auch Klimakterium sind Wandlungsphasen, in denen die Entwicklung in die Selbstbestimmung zur Individualität einen besonderen „Schub" erhält. Je mehr wir alte Rollen und Bewertungsmuster auflösen und unser „So-Sein" akzeptieren, desto intensiver und erfüllter gestalten sich diese notwendigen Entwicklungsphasen.

HK 1350
Qual

Der Mensch hält wider besseren Wissens an Sicherheitsstrukturen fest. Das Kontrollbedürfnis hat sich verselbstständigt und handlungsunfähig gemacht. Individualisierungs- und Anpassungswunsch sind in einem zähen Kampf miteinander gefangen. Es ist an der Zeit, alles Traditionelle abzulegen und eine Entscheidung zugunsten der persönlichen Freiheit zu fällen. Damit stünde viel Energie zur freien Verfügung.

HK 1351
Radioaktivität

In der Signatur des Prozesses der Kernspaltung finden wir die ursprünglichste aller Trennungen, die Aufspaltung in männliche und weibliche Aspekte. Diese energetisch zusammengehörenden Anteile sind hier „gewaltsam" getrennt. Letztlich kann auf diese Weise ein noch viel größeres Spektrum an Erkenntnis und Bewusstseinsentwicklung stattfinden. Die Entwicklung führt schlussendlich über unglaubliche Bewusstseinserweiterung zum Ursprung zurück. Wichtig auch bei Paarkonflikten.

HK 1352
Raucherentwöhnung

Die eigene Individualität mehr und mehr zu spüren hat unsicher gemacht. Der Selbstzweifel darf nicht gezeigt, kann aber schlecht aufgelöst werden. Der Mensch nebelt sich lieber ein und zieht sich zurück, anstelle zu sich zu stehen. Er sollte lernen, die eigene Lebensdynamik anzunehmen und sich selbst zu lieben.

HK 1353
Reaktionsmangel

Das Gefühl, permanent unter Druck zu sein, sich nach anderen richten zu müssen, blockiert den Individualisierungsprozess. Der Mensch steht nicht zu sich und seinen Bedürfnissen und Überzeugungen. Er will nun lernen, sich zu stellen und Entscheidungen zu seinen eigenen Gunsten zu treffen.

HK 1354
Rechenschwäche

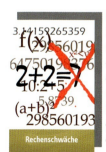

Klarheit und Analyse von Situationen werden vermieden, da sie innerhalb der Familie Konflikte aufdecken würden, die bisher mühsam zurückgehalten bzw. unter den Teppich gekehrt wurden. Möglicherweise wären Familiengeheimnisse wie uneheliche Kinder oder Kuckuckskinder zu entdecken, wenn der analytisch, mathematische Blick gepflegt würde. Entwicklung kann aber nur dann stattfinden, wenn sich der Mensch seiner selbst gewählten Lebenssituation stellt und das Versteckspiel aufgibt.

HK 1355
Reizbar

Aufgrund von Trotz und fehlender Übernahme von Eigenverantwortung werden eigene Vorstellungen und Ziele nicht ernst genommen und damit unerreichbar. Der Wunsch nach Schutz und Anerkennung scheitert an fehlender Hingabe. Der Mensch sollte lernen, sich auf die eigenen Gefühle einzulassen um konsequenter und sicherer den eigenen Weg gehen zu können.

HK 1356
Reizblase

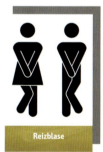

Ständiger seelischer und emotionaler Druck, der nicht geklärt und aufgelöst wird. Oft Verschiebung von Emotionen anderer Familienangehöriger. Der Reiz bzw. Druck muss nicht unbedingt durch die Person, welche unter einer Reizblase leidet, verursacht sein. Er kann auch von Kindern übernommen werden, um z.B. Eltern zu entlasten. Die Entwicklung der Eigenpersönlichkeit ist notwendig, um ein gesundes Abgrenzungsvermögen zu entwickeln und die Verantwortung für die eigenen Gefühle und Werte übernehmen zu können.

HK 1357
Rheuma

Das Leid ist Lebensinhalt. Glaubenssätze wie beispielsweise "Wer leidet kommt in den Himmel" oder "Wer viel erträgt, wird viel bekommen" bestimmen das Leben und damit die Lebensqualität. Der Mensch

kommt mit Bindungen (Gelenke) und Verbindungen innerhalb der Familie nicht zu Rande. Er will seine gewünschte Position erreichen und festigen, will diese "erleiden". Die erwünschte harmonische Familienkonstellation muss doch über das Leid zu erzwingen sein! Der formulierte Harmoniewunsch entspricht unbewussten, auf keinen Fall zu verlassenden Sicherheitsmustern. Geprägte Folterthemen werden in der Schmerzgestaltung reproduziert. Unterdrückungskrankheit, Leiden wollen, chronische Verbitterung. Erst wenn der grundsätzliche Glaubenssatz „Ich will leiden" entkräftet ist, wird es zur Heilung kommen können. Rheumatismus ist eng mit Grippe, Scharlach und Streptokokken verknüpft, und beinhaltet häufig eine deutliche klerikale Komponente, die es aufzulösen gilt.
Siehe auch Thema Kloster.

HK 1358
Röteln-Krankheitsnachsorge

Die innere Stimme wird nicht wahrgenommen. Es liegt eine große Unsicherheit zugrunde, ob der Mensch Stellung beziehen darf oder nicht. Er lässt sich von den Ritualen der Tradition oder seiner Umgebung bevormunden. Ohne zu differenzieren ist der Mensch bisher dem „Üblichen" gefolgt, hat sich dem Individualisierungsprozess nicht gestellt und ist sogar in jenen Situationen, in denen sonst häufig Trotz entwickelt wird, lediglich tradierten Mustern gefolgt. Es ist wichtig, nun einen Sinn, eine Wahrnehmung für das Eigene zu entwickeln, um in der Folge unterscheiden zu lernen zwischen dem, was die Tradition an Tribut fordert und dem, was den Weg in die Eigenverantwortung ebnet.

HK 1359
Rückgrat

Das Rückgrat symbolisiert das Aufrecht-Sein. Gehe ich gerade und aufrecht durchs Leben, stehe ich zu mir, zu meiner Persönlichkeit. Ein Haltungsschaden wird dann diagnostiziert und relevant, wenn ich

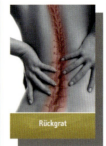
Rückgrat

nicht für mich selbst einstehe, wenn ich mir und meinen Gefühlen untreu bin, wenn ich mich zu Lasten meines Rückgrats scheinbar bequem anderen anpasse. Aufrecht-Sein ist ehrlich sein.

HK 1501
Rückkehr ins Paradies durch die Entfaltung des Bewusstseins

Der biblische Rauswurf aus dem Paradies beinhaltet eine wichtige Metapher. Die paradiesische Ordnung wurde durch den Apfel von Adam und Eva verletzt und durch das daraus entstandene Schuldgefühl und entsprechende Schuldzuweisung ersetzt. Diese bewirken, dass das intuitive Wissen, das alles seine Richtigkeit hat, „VERG-ESSEN" wurde. Diese Verwechslung wird nun durch das bewusste Durchdringen allen Geschehens ins Bewusstsein erhoben. Damit alles wieder seine Richtigkeit hat, wird es zur wichtigen Aufgabe, in vollem Bewusstsein die vermeintliche Schuld aufzugeben, um das Paradies wieder zu erkennen. So können wir Erfahrungen machen und unsere Bewertungen loslassen.

HK 1360
Ruhr

Mutlosigkeit verhindert aktives Handeln. In einer Situation fehlender innerer Sicherheit und fehlenden Urvertrauens werden die Rahmenbedingungen des Lebens durch Dritte gestaltet. Der von anderen geforderte Schutz wird gleichzeitig als Demütigung und Missachtung empfunden. In der Nachbehandlung der häufig in den Vorgenerationen vorkommenden Ruhrthematik ist insbesondere auf Glaubenssätze mit Leidensprägung zu achten. Um den Patienten „ins eigenständige Handeln" zu führen, ist es notwendig, ihm bewusst zu machen, dass auch die - sogar möglicherweise schmerzhaften - Risiken eines eigenverantwortlichen Handelns lohnenswert sind.

HK 1361
Salmonellen

Die Kreativkraft eines Menschen ist angstbesetzt. Er traut sich nicht sein Potential zu leben. Glaubt sich sicherer, wenn er sich nach anderen richtet. Er sollte angstfrei und freudvoll seine Potentiale entfalten.

HK 1362
Scharlach-Krankheitsnachsorge

Leben ist Leid. Gefühle von Einsamkeit, Hilflosigkeit und Isolation, die bisher durch Anpassung an eine Gruppe kompensiert wurden, bewirken Leid, das bisher als gegeben hingenommen wird. Eine familiäre oder karmische Prägung in der Art von "wer leidet, kommt in den Himmel" oder die „Opferrolle" sind akzeptiert. Die Auflehnung dagegen bewirkt ein schmerzhaftes Spüren der eigenen Isolation. Wird dieser Schritt trotzdem gewagt, löst dies eine individuelle Persönlichkeitsentwicklung aus. Kinder mit mehrfachen Scharlacherkrankungen wollen sich dringend aus der Leidens- und Anpassungsrolle ihrer Familie lösen. Die elterliche, familiäre Leidensprägung will das Kind selbst nicht mehr tragen.

HK 1364
Schilddrüse

Die Schilddrüse zeigt an, welche Lebensmotivation ein Mensch besitzt, sieht er das Leben als spannend und interessant oder lehnt er es ab. Ist die Persönlichkeit darauf ausgerichtet, anderen zu gefallen und deshalb geliebt zu werden, ist die Wahrscheinlichkeit, dass eben dies nicht erfüllt wird, sehr hoch. Eine gesunde Schilddrüse zeigt an, dass die Persönlichkeit die eigene Lebensmotivation nicht an anderen festmacht und ausreichend Autonomie und Selbstbestimmung entwickelt hat, um das Leben zu genießen.

HK 1365
Schlangen

Der Mensch verweigert die Erlaubnis, sich aufzurichten, sich gerade zu machen. Selbstbestimmung und -verantwortung lösen Unsicherheit und Furcht aus. Er sollte lernen, seine Möglichkeiten zu leben und die negativen Bewertungen aufzulösen, die ihn daran hindern, aufrecht zu sich selbst zu stehen.

HK 1367
Schluckstörung/Dysphagie

Ein Versprechen, ein Schwur, sollte aufgegeben werden. Der Mensch kann die Folgen des Versprechens kaum noch tragen. Da der Schwur zum Lebensinhalt geworden ist, scheint ein Loslassen nahezu unmöglich. Es ist unendlich wichtig, sich von tragischen, ernsten Dingen im Leben zu lösen und anstelle von Pflichterfüllung dem Leben und der Freude Raum zu geben.

HK 1368
Schmutzig

Moralische und traditionelle Regeln wurden gebrochen ohne dazu stehen zu können. Opfersituation und fehlende Zugehörigkeit (uneheliches Kind) haben sich manifestiert. Vermeintlich sündhaftes, von der Gemeinschaft nicht akzeptiertes Verhalten führt zu Schuldgefühlen und Selbstwertverlust. Der Mensch sollte lernen, dass alle Menschen wertvoll sind und dass das Leben spielerisch und frei von Verboten gestaltet werden kann.

HK 1369
Schnarchen

Aufgrund alter Schock- und Verletzungssituationen sich nicht mehr konfrontieren wollen. Konfliktunwilligkeit. Anpassung aus Furcht vor weiterer Verletzung. Alte Prägungen sollten ins Bewusstsein kommen, um aufgelöst zu werden.

HK 1370
Schnitt- und Risswunden

Nicht verarbeitete Trennungen z.B. die der Eltern, die immer wieder in das Bewusstsein aufsteigen, aber nicht realisiert werden wollen. Es sollte verstanden werden, dass erlebte Veränderungs- oder Trennungssituationen nur so lange belasten bis die Identifikation mit dem oder den Konfliktträgern aufgelöst wird. Diese Art der Verletzung will dem Betroffenen auch signalisieren, dass es für die eigene Entwicklung wichtig wäre, „einen Schnitt zu machen" und sich von übernommenen Mustern und Verhaltensweisen zu lösen.

HK 1371
Schnupfen/Erkältung

Sprichwörtlich und sinnbildlich: „Die Nase voll haben." Statt klarer Abgrenzung oder z.B. dem ehrlichen Einfordern von Auszeiten, wird das Verhaltensmuster „Erkältung" agiert. Ein Zustand, für den der Mensch in der Umgebung im Allgemeinen Verständnis erwarten kann und der ihn davor bewahrt eigenverantwortlich Entscheidungen zu treffen. Wirkliche Entwicklung ist nur möglich, wenn dieses Muster aufgelöst wird.

HK 1372
Schock

Bestehende, meist vorgeprägte Konfliktsituationen werden so lange ignoriert, bis sie als äußeres, dramatisches Geschehen inszeniert werden und nicht mehr übersehbar sind. Es sollte gelernt werden, viel klarer und früher das eigene Gefühl wahrzunehmen, zu achten und zu beachten. Wenn die Lebensenergie in freiem Fluss ist, braucht sie sich nicht so massiv aufzustauen, dass sie sich explosionsartig entladen muss.

HK 1373
Schock nach Betrug

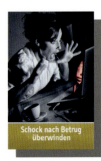

Bestehende, meist vorgeprägte, Konfliktsituationen werden so lange ignoriert bis sie als äußeres Geschehen inszeniert und nicht mehr übersehbar sind. Der Betrug bestätigt eine innere Warnung, die aber missachtet wird. Je authentischer, bewusster und ehrlicher ein Mensch mit sich selbst umgeht, desto gradliniger und klarer sieht er sein Leben.

HK 1374
Schreck

Bestehende Konflikte werden ignoriert und schwelen vor sich hin. Das vorhandene Bewusstsein und der eigene Wille reichen nicht aus, um freiwillig existierende Konflikte zu bearbeiten. So besteht der vermeintliche Lösungsweg darin, den unbewusst aufgebauten Druck zu kumulieren, damit sich Bewusstsein und Erkenntnis schreckhaft ihre Position erzwingen. Sobald der Mensch sich in Gelassenheit dem Lebensfluss hingeben kann, wird er keine plötzlichen „bösen Überraschungen" mehr erleben.

HK 1375
Schreibschwäche

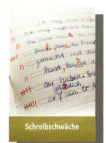

Die eigene Unterschrift besiegelte manches Todesurteil. Klar, nachvollziehbar, überprüfbar sein, birgt Erinnerungen an alte Gefahren, die unbewusst nicht wiederholt werden wollen. Wenn begriffen ist, dass unsere Erfahrungen von unserem Unbewussten „bestellt" sind, ist die drohende Gefahr gebannt. Ein „Ja" zum Leben besiegelt die Heilung.

HK 1376
Schuldgefühle überwinden

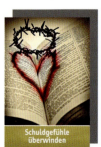

Der Mensch steht nicht zu sich selbst und seinen eigenen Gefühlen. Er erfüllt stattdessen die Erwartungshaltung anderer. Dies wurde ihm über mehrere Jahrhunderte von der Kirche eingeprägt. Ein schlechtes Gewissen entspringt schlecht oder nicht ausgeführten Befehlen und dem permanenten Vergleich mit den Leistungen anderer, welchen er sich unterlegen fühlt. Das Bedürfnis, sich über diesen Vergleich zu definieren, kann überwunden und die eigenen Fähigkeiten als ebenso wertvoll und sinnvoll anerkannt werden. Das Leben kann nun individueller und freier genossen werden.

HK 1377
Schulprobleme

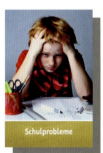

Die Chemie mit der Umgebung, mit Lehrern und meistens auch mit den Mitschülern stimmt nicht. Das Kind fühlt sich nicht zugehörig und führt einen inneren Krieg. Es ist wichtig, zu seiner eigenen Andersartigkeit zu stehen, sich und die anderen trotzdem zu akzeptieren. Selbstsicherheit und die innere Gewissheit erwünscht zu sein, sollten Selbstzweifel, fehlende Zugehörigkeit und innere Traurigkeit ablösen. Es ist wichtig, dass der innere Druck handeln zu müssen besänftigt und in Gelassenheit verwandelt wird. Dann wachsen Selbstwert und Selbstliebe, um diese Zeit zu überstehen.

HK 1378
Schweigsam

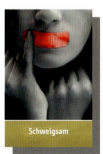

„Hättest du geschwiegen, wärst du Philosoph geblieben". Um vermeintlichen Schutz und Sicherheit zu behalten, vermeidet der Mensch sich seinen Konflikten zu stellen und zieht sich stattdessen zurück. Häufig besteht eine scheinbare Arroganz, ein hoheitsvolles Schweigen, welches aber nur der Unsicherheit entspringt bzw. diese kaschieren soll. Sobald der Mensch nun mehr Selbstsicherheit entwickelt, kann er leichter Einfordern, zu seinen Ansichten stehen und dies auch klar artikulieren.

HK 1379
Schwermetallausleitung

Gewichtige Konflikt- und Verletzungsthemen sind manifestiert, müssen aufgefunden und über die Symbolebene gelöst werden. Dabei spielen die jeweiligen Belastungsthemen der Metalle eine entsprechende Rolle.
Siehe auch Buch „Schwermetalle"

HK 1380
Seekrankheit

Wasser symbolisiert Gefühl. Diese steuern, zulassen oder sich ihnen ausgeliefert fühlen. Kann man damit nicht umgehen, will die Kontrolle behalten, wird man seekrank. Die tiefste damit verbundene Ebene ist die Existenzangst, nur Vertrauen ist die Lösung.

HK 1381
Sehnen verkürzt

Die Lebensdynamik ist aufgrund eines „Sich-klein-Machens", eingeschränkt. Die individuelle Eigendynamik wird aufgrund fehlender Selbstliebe, Anpassung und aufgrund von Kopfentscheidungen für unwichtig erachtet. Vielleicht ist es nicht nur zur Selbstverleugnung, sondern sogar zu Verletzungen gekommen. Es ist nun wichtig, seinen eigenen Weg einzuschlagen und die erworbene Lethargie zu verlassen.

HK 1382
Sehnenscheidenentzündung

Das Interesse, für jemanden freundschaftlich und fürsorglich zu handeln, ist nahezu erloschen. Der Mensch fühlt sich ausgenutzt. Wenn das Verständnis dafür reift, dass der Einsatz nicht nur einen vermutlichen Liebesdienst bedeutet, sondern traditionelle pflichtgemäße Gründe hat, dann ist die sinnvolle Auf- und Loslösung möglich.

HK 1383
Selbstachtung

Anderen Menschen bzw. deren Leistungen wird mehr Bedeutung beigemessen als der eigenen Person. Gleichzeitig wird jedoch die eigene Achtung an der Bewertung von außen festgemacht. Es sollte gelernt werden, sich selbst zu achten, um ein entspanntes, unabhängiges Leben führen zu können.

HK 1384
Selbstbestrafung

Der Mensch kann seine eigene Andersartigkeit nicht einordnen. Hat sich als falsch, schlecht, unpassend bewertet und entschieden, sich dafür zu bestrafen. Er sollte dringend lernen, sich selbst so anzunehmen wie er ist. Der Vergleich mit anderen ist sinnlos, da es keine allgemein gültige Norm gibt und niemals geben kann. Alle, egal wie sie sind, sind in Ordnung. Es kommt auf die richtige Position an. Es ist wichtig sich zu verzeihen. Nur die Entfaltung in sein reales Sein schafft eine gesunde Basis für ein Leben jenseits der Bewertungen.

HK 1385
Selbstliebe

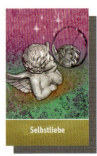

Die Selbstliebe ist der wichtigste Wesenszug unseres Lebens. Nehmen wir uns selbst ernst, lieben wir uns, dann füllen wir unsere Position aus. Jeder Einzelne ist ein Teil eines Puzzles, das ein Bild ergibt, wenn jeder sich so liebt wie er angelegt ist. Erst wenn wir uns selbst lieben, können wir auch andere lieben.

HK 1386
Selbstmordneigung

Verweigerung des Lebens, da Selbstbestimmung und Selbstverantwortung nicht gelebt werden. Dazu kommt ein Trotzverhalten, da die Ursache für die Unwilligkeit bei anderen gesucht wird. Auch Bestrafung anderer über Schuldzuweisung als „letzter" Ausweg. Der Mensch braucht

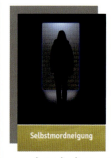

dringend die Erkenntnis, dass er sich sein Leben eigenverantwortlich gestaltet. Die polarisierte Sichtweise hat ausgedient. Wenn er die damit verbundenen Verletzungsthemen auflösen kann, hat er keine „Ausrede" mehr, sich vor dem Lebensprozess zu drücken.

HK 1387
Selbstverantwortung

Mit dem Wachsen der Selbstverantwortung lernt der Mensch seinen spirituellen Anteil dahingehend kennen, dass er begreift, dass alles, was passiert, seinem eigenen oft unbewussten Wunsch entspricht. Das Leben wird so, wie es ist, selbst kreiert. Wenn dies verstanden wurde, findet der Mensch den Weg aus der Abhängigkeit in die selbstverantwortliche Freiheit.

HK 1388
Selbstwert

Negatives Selbstbild. Der eigene Wert ist unklar und nicht definiert. Der Lernprozess besteht hier darin, sich nicht mehr den Bewertungsmustern von außen zu unterwerfen, sondern ein stabiles positives Verhältnis zu den eigenen Fähigkeiten und Handlungsweisen zu erreichen.

HK 1389
Sepsis

Die Blutvergiftung steht fast wörtlich für die vergiftete Lebensfreude, die als Folge von Zurückhaltung und Unterdrückung der eigenen Persönlichkeit entsteht. Um in der Gemeinschaft, in der man sich befindet, bestehen zu können, verzichtet der Mensch auf die eigene Kreativität und bremst sich und die eigenen Interessen. Erst wenn die eigenen Bedürfnisse wahrgenommen und gelebt werden, kehrt die reine Lebensfreude zurück.

HK 1390
Sexuelle Unterdrückung

Die Sexualität entspricht der Kreativkraft des Menschen. Aus der Ursprungsfamilie entspringen häufig Glaubenssätze die bewirken, dass die Kreativkraft schon grundsätzlich nicht so benutzt wird, wie es für die eigene Persönlichkeit sinnvoll und erfolgversprechend wäre. Aktives sexuelles Handeln, aktive Kreativität wird als unmoralisch oder im traditionellen Sinne unüblich bewertet. Erst wenn der Mensch diese alten, oft klerikal geprägten Bewertungsmuster über Bord wirft, ist ein lustvolles, freudiges Leben mit unverkrampfter Sexualität möglich.

HK 1391
Sexuelles Neutrum

Interfamiliäre sexuelle Anziehung darf nicht wahrgenommen werden. Oft treten die Kinder an den Platz des Partners, wenn Verletzungen, Misstrauen und sexuelle Abneigung zum täglichen Leben des eigentlichen Paares gehören. Es ist wichtig, diese verstrickten Rollenspiele zu entwirren, damit jeder seine ursprüngliche Position einnehmen und sich von dort aus frei entwickeln kann.

HK 1393
Sinusitis akut

Akute, aber bereits manifeste Ablehnungssituation, gegen die vergeblich versucht wurde, mit schleimiger Freundlichkeit zu agieren. Ehrlichkeit in der Betrachtung der Lebenssituation würde dazu führen, dass der Mensch die Fähigkeit erlangt, ein Leben zu gestalten, das zu ihm passt.

HK 1394
Sinusitis chronisch

Chronisch „die Nase voll haben", weil die andauernde Anpassung nicht zum Erfolg geführt hat. Dabei kann es sich um ein manifestes Ablehnungsgefühl aus der Ursprungsfamilie oder dauerhafte Ausnutzungssituationen mit chronisch mangelnder Abgrenzungsfähigkeit handeln. Klare Entscheidungen zugunsten der eigenen Person und gegen die Erwartungshaltungen von außen klären die eigene Position.

HK 1396
Sodbrennen

Das Verpflichtungsgefühl einer Gruppe, z.B. der Familie gegenüber, ist zu stark, um in die Verarbeitungsphase von Konflikten zu gehen. Die Klärung der Konflikte würde die Distanzierung von dieser Gruppe nach sich ziehen. Um diesen Schritt bewältigen zu können, braucht der Mensch Persönlichkeitsstärke. Diese gilt es zu entwickeln.

HK 1397
Solarplexus

Der Solarplexus kontrolliert und steuert Funktionen der inneren Organe wie Magen und Darm. Das autonome Nervengeflecht symbolisiert die innere Ruhe und den Frieden mit sich selbst. Störungen des inneren Gleichklangs werden hier akut.

HK 1399
Sonnenbrand

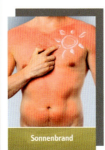
Sonnenbrand

Eine Neigung zu Sonnenbrand verweist auf unvollendete Transformations– und Erkenntnisprozesse. Da die Sonne hell und wärmend ist, symbolisiert sie Erkenntnis und Nähe. Viele Menschen haben sich aber aufgrund von Verletzungen so zurückgezogen, dass sich die Seele partiell nicht mehr im Körper befindet. So sind weitere, zur Konfliktlösung benötigte Erkenntnisprozesse blockiert oder gar unmöglich geworden. Es kommt zur Verbrennung, da notwendige Bewusstseins– und Erkenntnisprozesse nicht gemacht werden. Eine Transformation sollte zugelassen werden.

HK 1400
Sonnenstich

Der Druck, sich mit den Themen Familie als Zwangsgemeinschaft, Autorität, Loyalität, Pflichterfüllung, Machtanspruch, Ignoranz etc. auseinanderzusetzen, wird immer größer. Es ist an der Zeit sich für die Persönlichkeitsentwicklung zu entscheiden.

HK 1401
Soor

Negative Worte, Gedanken und Gefühle werden nicht geäußert. Diese Verhaltensmuster existieren schon lange in der Herkunftsfamilie und wurden kritiklos übernommen. Der Mensch fühlt sich ausgenutzt, unterdrückt und vergewaltigt. Er traut sich nicht, seine individuellen Bedürfnisse und Gefühle zu formulieren. Es ist an der Zeit, Übernommenes von Eigenem zu trennen, um als Individuum klaren Selbstausdruck zu erlangen.

HK 1402
Sorge

Emotionales Ablenkungsmanöver. Themen wie Schutzbedürfnis, traditionelle Absicherung, ungenutzte Potentiale, Eingeengt-Sein etc. werden noch nicht offen kommuniziert. Die Konzentration wird auf das Außen gerichtet um abzulenken. Es ist an der Zeit, Ehrlichkeit in Beziehungen zu leben, und die volle Eigenverantwortung zu übernehmen, um sie auch anderen zugestehen zu können.

HK 1403
Spastik

Der Mensch ordnet sich verkrampft und angstvoll sich selbst ernannten Obrigkeiten unter. Schutz und Sicherheit werden präferiert, obwohl Leid und Abhängigkeit der Preis dafür ist. Die Entwicklung der eigenen Individualität ist noch in den Anfängen. Es darf gelernt werden, dass Erfahrungen dann der Persönlichkeitsentwicklung dienen, wenn sie verstanden und wieder losgelassen werden.

HK 1404
Spielsucht

Das Leben erscheint ernst und ehrgeizig. Das lockere, spielerische ist zugunsten des Leistungs- und Erfolgsdenken verloren gegangen. Das „innere Kind" steht unter trotzigem Druck. Der Mensch kann sich nicht strukturieren, sich nicht für sich selbst entscheiden. Wenn er lernt, sich und seine Grundbedürfnisse ernst zu nehmen, kann spielerische Leichtigkeit aus eigener Kraft verwirklicht werden.

HK 1405
Spinnen

Die Spinne ist Symbolik für das dominante, manipulierende Weibliche, welches als Bedrohung empfunden wird und in deren Netz, also Einflussbereich, sich andere gefangen fühlen. Der Mensch kann sich erst dann frei fühlen und auf Dominanzen verzichten, wenn er lernt, Verantwortung für sich als Individuum zu übernehmen. Die gewonnen Freiheit kann nun in alles Facetten gelebt werden.

HK 1406
Spirit

Kommunikationsblockade. Die Kommunikation ist „unangenehm". Der Mensch hat wenig Bezug zur Umgebung. Der Wille und die Fähigkeit, anderen die eigenen Bedürfnisse und Wünsche mitzuteilen sind noch nicht entwickelt.

HK 1407
Spirituelle Familie und Heimat

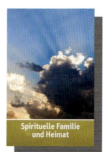

Personen, die das Gefühl haben „im Krankenhaus vertauscht worden zu sein", die sich fehl am Platz und mit den Menschen in ihrer Umgebung nicht verbunden fühlen, haben oft einen anderen spirituellen Hintergrund als die anderen Mitglieder der Familie oder sozialen Gruppe.

Meistens haben sie eine helfende Aufgabe. Oft stellen sie sich selbst aber sehr lange in Frage bis sie ihre besondere, hilfreiche Position erkannt haben und dazu stehen. Es ist wichtig, dass sie erkennen, dass sie ein Teil des Ganzen sind – egal an welchem Ort sie sich befinden.

HK 1408
Stabil und in Frieden mit sich selbst

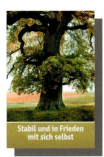

Emotionale Prägungen stellen sich als Glaubenssätze dar, die möglicherweise schon einen Gewohnheitscharakter zeigen und kritiklos übernommen werden. Eine Entwicklung - ein Sich-Auswickeln aus eigenen und familiären Prägungen - ist oft turbulent und macht Angst. Deshalb ist es wichtig, bei jeglicher Veränderung und Wandlung stabil und in Frieden mit sich selbst zu sein.

HK 1409
Stabilisierung der Mitochondrien

Erst als der „göttliche Funke", das Bewusstsein in Form des Proteusbakteriums, sich mit dem Unbewussten, der Archaea, verbunden hat, kam es zu wichtigen Entwicklungsschritten, die die Lebewesen daran erinnerten, wer sie eigentlich sind. Heute gilt es, unerkannte, selbstbetrügerische Themen zu erhellen. Nicht der Kampf ist die Lösung, sondern die freiwillige bedingungslose Integration ins Ganze.

HK 1410
Stichverletzung

Sich von anderen leidvoll infiltrieren, dominieren, manipulieren lassen. Das Eigene ist noch nicht stark genug um sich klar abzugrenzen und zu behaupten. Erst wenn der Mensch den Bezug zu sich selber gefunden hat und lernt, auf seine eigenen Impulse zu vertrauen, wird er die Selbstbestimmung entwickeln, die er braucht, um sich abzugrenzen.

HK 1411
Stimmung beeinflussbar

Der Mensch fühlt sich von anderen abhängig, steht nicht zu sich selbst, passt sich permanent an und ist von diesem Anpassungsprozess mehr und mehr überfordert. So können schon kleinste Enttäuschungen große Ausbrüche nach sich ziehen. Aus diesem Verhalten entstehen Verletzungen, die dann geheilt werden, wenn die Person innere Sicherheit entwickelt und das Besondere in sich entdeckt und akzeptiert.

HK 1412
Stockholmsyndrom

Ein Mensch erfährt Gewalt oder Missbrauch, „verliebt" sich aber in den Gewalttätigen bzw. ist diesem verständnisvoll zugeneigt, um sich nicht mit den tatsächlichen Konflikten und Gewalterfahrungen auseinandersetzen zu müssen. Basis des Masochismus. Auch für Missbrauchssituationen bei Kindern, die im Zusammenhang mit ungeklärten Spannungen zwischen den Eltern von einem Elternteil in Situationen scheinbarer Hilflosigkeit als Stütze missbraucht wurden.

HK 1413
Stolz kompensiert verlorene Macht

Aus dem ursprünglichen Gefühl von Machtlosigkeit ist ein Machtanspruch geworden, der erkämpft und lange verteidigt wurde. Um zu lernen, dass Gelassenheit und kreatives individuelles Machen keine „Machtanspruch" erfordert, ging die Macht über andere wieder verloren. Dieses Erleben ist oft demütigend und wird über „stolzes Verhalten" kompensiert, bevor das Individuelle, das eigentlich Mächtige, transformiert wird.

HK 1414
Stottern

Der Mensch verweigert sich die eigene Identität. Er glaubt, nicht so sein zu dürfen wie er ist und steht unter Druck, seine Bedürfnisse und Forderungen offen zu artikulieren. Häufig sind mit dem Selbstausdruck negative und/oder repressive Erfahrungen verbunden. Er fühlt sich von einer starken Persönlichkeit in der Umgebung dominiert. Er sollte dringend lernen, dass seine Wünsche und Bedürfnisse berechtigt sind und nicht automatisch Bestrafungen nach sich ziehen.

HK 1415
Strabismus

Im Strabismus finden wir den Spiegel der unterschiedlichen Lebenssichtweisen der Eltern. Der Mensch will zwei Dinge gleichzeitig betrachten. Unterschiedliche Blickwinkel und Positionen können nicht zu einem Bild vereint werden. Ein Gesamtbild, eine Einschätzung, unterliegt stets Zweifeln. Es gilt, der eigenen Sichtweise vertrauen zu lernen und sich von Loyalitätszwängen zu lösen.

HK 1416
Streit verwandeln

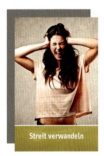

Übertriebenes Harmoniebedürfnis; Streit in der Umgebung wird nicht ertragen, da er die absichernde Gesamtsituation gefährden könnte. Mehr Risikobereitschaft und ein größeres Bewusstsein lassen Streit zu einer Herausforderung werden, die Individualität und Klarheit ins Leben bringen kann.

HK 1417
Stress auflösen

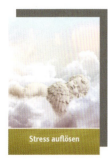

Wenn der Wunsch nach Anerkennung und positiver Beurteilung groß ist, wird viel Kraft investiert, um dies zu erlangen. Der Mensch bemerkt dabei nicht, wie er sich immer weiter von seinen eigenen, inneren Zielen entfernt. Diese Diskrepanz wird als Stress empfunden. Die zugrunde liegenden Konflikte werden ignoriert, um das tägliche Lob nicht zu gefährden. Die Bereitschaft Konflikte anzunehmen und aufzulösen ist die Basis eines stressfreien Lebens voller Selbstachtung.

HK 1418
Struktur und Stabilität

Strukturlosigkeit aufgrund zu starker Anpassung an andere im Zusammenhang mit Familienthemen. Häufig besteht ein starkes Bedürfnis, familiäre Bindungen unter Aufgabe der eigenen Persönlichkeit zu erhalten. Knochenverletzungen sind Folgen dieses Verhaltens. Der Mensch sollte lernen, Struktur und Stabilität aus sich selbst heraus zu gewinnen. So wird aus Anpassung individuelle Freiheit.

HK 1419
Struma

Einen „dicken Hals" haben. Wütend sein über Menschen, die „anders" sind. Die Person will von andersartigen Menschen Anerkennung, läuft hinter diesen erfolglos her. Sie erkennt die eigene Größe, ihren eigenen Wert nur an, wenn dieser von außen bestätigt wird. Sie schämt sich anders zu sein und ist unzufrieden mit sich und anderen. Sie sollte lernen, sich zu individualisieren und aus eigenem Antrieb ihre Persönlichkeit zeigen zu wollen.

HK 1420
Tiefe chronische Verletzung

Seelische Verletzungen, die schon aus dem Vorleben herrühren können und in diesem Leben wiederholt werden, um sie zu bewältigen. Der Wiederholungsaspekt im Sinne der Kumulation der Problematik ist nun so massiv geworden, dass er sich nicht nur in Glaubenssätzen manifestiert, sondern auch über chronische körperliche oder seelische Beschwerden ausagiert wird. Der Mensch erwartet ständig Negatives. Erst wenn die Verletzungen aus der Verdrängung ins

Bewusstsein geholt werden, können sie geheilt werden. So kann aus tiefer Verletzung wertneutrale Erfahrung werden.

HK 1421
Todessehnsucht

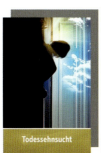

Der Mensch weigert sich die Herausforderung des Lebens anzunehmen. Zu groß ist die Harmoniesucht. Er verweigert die Auseinandersetzung, geht Konflikten aus dem Weg und fühlt sich von diesen und dem Leben vergewaltigt. Er folgt dem unbewussten Glaubenssatz „Das Leben ist Leid". Er darf lernen, das Leben selbst und die Freude im Leben anzunehmen.

HK 1422
Toleranz

Die präzise Übersetzung des Wortes Toleranz ist „erdulden". Der Mensch fühlt sich von Andersartigkeit in seinem Umfeld bedroht, weil er im Inneren keine Selbstsicherheit besitzt. Die sehr passende Formulierung „bedingungslose Liebe" ist jedoch aber häufig negativ besetzt. Der Mensch befürchtet, nur geben zu müssen ohne etwas für sich einfordern zu dürfen. Es geht darum, einen Ausgleich zu schaffen und sich selbst und auch jeden anderen im Sinne von gegenseitigem Respekt so anzunehmen wie er oder sie ist.

HK 1423
Tonsillitis

Akut:
Der Mensch ist zornig, Anteile von außen integriert zu haben, die er eigentlich nicht wollte. Er hat den traditionellen Verhaltensmustern zu sehr nachgegeben. Noch ist die individuelle Persönlichkeit instabil und meint, Schutz von außen zu benötigen.

Chronisch:
Der Mensch rennt der Liebe und Anerkennung anderer so hinterher, dass die eigene Persönlichkeitsentfaltung vernachlässigt wird. Er opfert die eigenen Gefühle und individuelle Persönlichkeit für die scheinbare Sicherheit. Zorn darüber, dass er meint, alles akzeptieren, alles schlucken zu müssen.

HK 1424
Torticollis

Innerlich gespalten sein. Der weibliche und der männliche Anteil können nicht miteinander fusionieren. Seit Generationen steht der Mensch unter dem Zwang, sich für eine Seite entscheiden, sich sogar identifizieren zu müssen. Entweder soll vom Vater (rechts) oder von der Mutter (links) liebende Versorgung als Dank für die Identifikation erzwungen werden. Tiefe Sehnsucht nach Nähe und innerer Verbindung. Wenn Verbote und falsche Loyalität aufgegeben werden, kann die innere Fusion erfolgen.

HK 1425
Töten

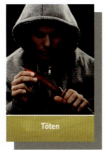

Den Impuls zu verspüren, sich selbst oder andere töten zu wollen, zeigt, dass eine gewünschte Veränderung nicht gelungen ist. Darüber ist großer Zorn und Verzweiflung entstanden. Das Leben scheint so nicht mehr lebenswert. Es ist wichtig, sich von gedanklichen oder auch reellen Obrigkeiten und Traditionen zu verabschieden, damit die Lebensenergie wieder frei wird und Veränderungen aus unserem „befreiten" Willen möglich werden.

HK 1426
Tradition

Alte, ehemals lebensnotwendige und lebenserhaltende Handlungsweisen, Ver- und Gebote wurden fortgeführt und sind

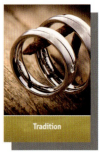

zur Gewohnheit geworden. Teilweise ist das Wissen um den Sinn der Gewohnheit verloren gegangen. Mithilfe unseres Bewusstseins überprüfen wir traditionelle Themen und entscheiden individuell, ob diese Themen und Gewohnheiten für unser Leben sinnvoll sind oder nicht. Durch das Loslassen dieser alten sinnlosen Gewohnheiten wird viel Energie frei. Angst vor Unsicherheit kann zugunsten der Freude an Kreativität weichen.

HK 1427
Transformation

Eine Überzeugung, ein Glaube, eine Gegebenheit etc. werden auf eine andere Bewusstseinsebene gebracht. Mit allen Emotionen auf der Bühne des Lebens stehen und sich in die Beobachterrolle, in den Zuschauerraum, transformieren. Diese Fähigkeit ist eine wichtige Voraussetzung, um die Selbstverantwortung zu lernen und somit auch in das Leben übernehmen zu können. Als Katalysator zu verwenden, damit der Weg in Selbstverantwortung weniger mühsam ist.

HK 1428
Trotz bewältigen

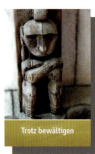

Für manche Person ist der Trotz eine wichtige Lebensmotorik. Der Trotzige steht zwischen der Sicherheit durch die Anpassung an andere und seinem mehr oder weniger starken Individualisierungsprozess. Je mehr er das Sicherheitsbedürfnis im Sinne von „Gemeinsamkeit macht stark" loslassen kann, desto selbstverständlicher kommt es zur Entscheidung für sich selbst, bei der kein Trotz mehr notwendig ist. Trotz überwinden fordert den eigenen individuellen Reifeprozess, in dem vermeintliche Obrigkeiten relativiert werden können. Das „Sich-Messen" an anderen sollte überwunden werden.

HK 1429
Tubenkatarrh

Ein Tubenkatarrh symbolisiert Abkehr und Verweigerungshaltung: Gleichzeitig symbolisiert der „Druck im Ohr" eine Warnung an das Gegenüber: „Wenn du mir noch mehr „Druck machst", höre ich dich überhaupt nicht mehr..." – oder richtigerweise: „...höre ich dir überhaupt nicht mehr zu." Grundlage ist eine tiefe Lebensverweigerung. Die Person hat die Nase voll vom Leben und identifiziert sich mit einer anderen Bezugsperson, um Schutz zu finden. Die eigene Identität geht dabei verloren. Eigene Bedürfnisse werden nicht wahrgenommen. Je mehr sich die Persönlichkeitsstärke entwickelt, desto schwächer wird die Furcht vor Fremdbeeinflussung.

HK 1430
Übelkeit in der Schwangerschaft

Die Schwangerschaft ist ursprünglich unter dem Aspekt, vom Mann versorgt zu werden, entstanden. Dieser Wunsch oder diese Illusion hat sich nicht erfüllt. Stattdessen entstehen Gefühle des „Missachtet-Seins", der Überbelastung oder gar des „Vergewaltigt-Fühlens". Die tiefe Sehnsucht, wieder wie in vergangenen Zeiten kindlich versorgt zu sein und keine Verantwortung tragen zu müssen, sollte zugunsten tiefen Vertrauens ins Leben aufgelöst werden.

HK 1431
Unentschlossenheit

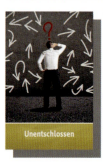

Die Unentschlossenheit ist oft verbunden mit dem Verlust des pränatalen Zwillings. Gedanken und Gefühle sollen von anderen zur Verstärkung mitgetragen werden. Diesen Aspekt der Unentschlossenheit zu überwinden ist ein wichtiger Schritt auf dem Weg der Persönlichkeitsentwicklung und der Übernahme der Selbstverantwortung. Aus dem „Gemeinsam sind wir stark" sollte ein „Ich bin stark" werden.

HK 1432
Unfall

Ein gewichtiger Konflikt wird innerhalb einer Gemeinschaft ignoriert. Eine Auseinandersetzung, die wichtig zur Lösung des Konfliktes wäre, findet nicht statt. Der Konflikt wird ins Außen transportiert und kehrt als "Zufall" zurück. Die Deutung des Unfallablaufes lässt eine Erkenntnis über den ursprünglichen Konflikt zu.

HK 1433
Unfall/OP/Narkose

Die Unfallthematik, ergänzt mit der Narkosebehandlung, da eine OP wie ein geführter Unfall ist, dem aber das Thema Angst vor Kontrollverlust hinzugefügt wurde. Ge-wichtige Konflikte wurden ignoriert, wichtige Auseinandersetzungen fanden nicht statt, Konflikte wurden nach „außen" gedrückt und kehrten als „Zufall – der Konflikt fällt mir wieder zu" – zurück. Das Konfliktpotential hat sich z.B. als Tumor, Entzündung, Furunkel manifestiert und wird nun „entfernt". Über die Narkose wird das Bewusstsein auf eine andere Ebene verlagert, auf der es möglich ist, den hintergründigen Konflikt zu erkennen und ihn auf der feinstofflichen Ebene zu lösen. Oftmals ist eine OP eine reproduzierte Folter.

HK 1434
Ungeduld

Wann darf ich endlich so leben wie es mir entspricht? Derjenige, der um nicht alleine sein zu müssen, zunächst die Erwartungen und Wünsche anderer erfüllt sehen will, lässt Einengung, Fremdbestimmung, Leistungsdruck etc. zu. Der Mut, sein Eigenes, seine Aufgaben, seine Sehnsüchte leben zu dürfen, sollte entwickelt werden.

HK 1435
Ungelöste erotische Beziehung

Beziehen wir neben dem Hier und Jetzt das Thema Vorleben in manch eine Konfliktthematik mit ein, so treffen wir häufig auf unerfüllte erotische Wünsche, die weder ausgesprochen noch ausgelebt werden oder werden konnten. Zum Beispiel war ein Leben im Kloster, die Pflicht in den Krieg zu ziehen oder standesgemäß heiraten zu müssen die Grundlage einer unerfüllten erotischen Beziehung. Diese sollte wahrgenommen, geklärt und möglicherweise auch ausgelebt werden, damit die gebundene Sehnsuchtsenergie wieder frei wird.

HK 1436
Unruhe/Einschlafstörung

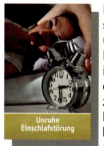

Manch ein Konflikt erscheint so massiv und unlösbar, dass er dem Menschen das Vertrauen ins Leben und in seine eigene Größe raubt. Um zu verhindern, dass die Konfliktenergie unkontrolliert an die Oberfläche gelangt, wird die Hingabe an den Schlaf und die unbewusste Verarbeitung verweigert. Vertrauen und das Einlassen auf Entwicklungsprozesse wollen gelernt und trainiert sein.

HK 1437
Unsicherheit/Selbstzweifel

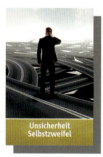

Dominanzen in der Umgebung haben bewirkt, dass ein Mensch glaubt, nicht über ausreichend Kraft zu verfügen, um über sich selbst bestimmen zu dürfen. Über das Leid wird „im Verborgenen" der Schritt zur Persönlichkeitsentwicklung vollzogen. Die natürlich zu diesem Prozess gehörende Selbstbestimmung muss entwickelt werden. Gelingt dies, ist die persönliche Freiheit ein Stück größer.

HK 1438
Unterdrückt

Solange Schutz und Sicherheit in einer Gruppe noch wichtig sind, werden eigene Bedürfnisse, Wünsche, Konflikte – manchmal sogar die eigene Persönlichkeit - unterdrückt. Diese Unterdrückungen sollten ins Bewusstsein geholt, identifiziert und aufgelöst werden.

HK 1439
Unzufrieden

Die Konfliktinhalte der Unzufriedenheit sind wichtige Hinweisgeber auf die nötigen Entwicklungsschritte, die gemacht werden sollten, um wieder einen Einklang zwischen innerer Motivation und äußerer Lebensgestaltung herzustellen. Diese Konflikte und Themen sollten bewusst werden, damit sie gelöst werden können.

HK 1440
Urtikaria/Nesselfieber

Die Gefühle bleiben unter der Haut. Die Nesselsucht steht für wesentliche, unterdrückte Gefühle, die dringend gezeigt werden sollten. Aus Unsicherheit und fehlender Selbstachtung wird um die Anerkennung einer bestimmten Bezugsperson gekämpft. Die eigenen Interessen bleiben auf der Strecke, weil die Anerkennung anderer so wichtig ist. Es darf nun gelernt werden, den Beurteilungen von außen einen wachsenden Selbstwert entgegen zu setzen, der es erlaubt, kompromisslos zum eigenem Selbst und den eigenen Gefühlen zu stehen.

HK 1441
Vaginismus

Eine tiefe Verletzung, die nicht unbedingt nur auf der sexuellen Ebene stattgefunden haben muss, bewirkt, dass sich ein Mensch körperlich wie seelisch verschließt. Dabei kann es sich auch um eine negative Bewertung der Sexualität in der Ursprungsfamilie handeln, die individuell nicht in Frage gestellt wurde. Das Drama der alten Verletzungen sollte in Gelassenheit aufgelöst werden, um sich voller Freude und Kreativkraft auf den Lebensfluss einlassen zu können.

HK 1442
Vaterbeziehung problematisch

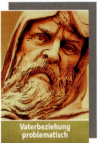

Sind Vater und Tochter oder Vater und Sohn aufgrund ihrer charakterlichen Anlage sehr unterschiedlich, kann es zu scheinbar unüberwindlichen Konflikten kommen, die eine große Toleranz und Respekt dem anderen gegenüber erfordern. Oft geschieht dies auch, wenn die Mutter als schwach empfunden wird und die Kinder auf ihre Seite gezogen hat. Die Rollenspiele sollten durchschaut und beendet werden, damit jeder sich seiner Anlage gemäß entwickeln kann.

HK 1443
Venenentzündung

Menschen, die ein starkes Anlehnungs- und Sicherheitsbedürfnis haben, gehen nicht ihren eigenen Weg. Dabei bleibt die Lebensfreude auf der Strecke, was zornig macht. Mit dem Argument Pflichten erfüllen zu müssen wird ein großes Sicherheits- und Anlehnungsbedürfnis kaschiert. Der individuelle Weg, das Eigene, bleibt unerfüllt. Zorn und Selbsthass über die gelebte Abhängigkeit zeigen sich in einem oft heroischen Verhalten. Scheinbare Stabilität im Außen darf durch lebendige Dynamik im Inneren abgelöst werden.

HK 1444
Verausgabt

Menschen, die gelernt haben, die Erwartungen anderer zu erfüllen, lassen sich leicht bestimmen. Sie verausgaben sich für andere, wenn sie in Abhängigkeit geraten sind. Unehrliche Ziele, Schwüre, das Erfüllen von Erwartungen anderer, das Zurückhalten des eigenen kreativen Potentials - all diese Themen blockieren den individuellen Lebensfluss. Es bedarf einer großen Kraftanstrengung etwas zu erreichen, was innerlich gar nicht erreicht werden will. Diesen Selbstbetrug gilt es aufzudecken und fortan die Kraft für das eigene Wohlergehen, die eigene Entwicklung zu nutzen.

HK 1445
Verbrennung

Feuer steht für Transformation und Neubeginn. Etwas sollte und muss verändert werden, um eine weitere Entwicklung möglich zu machen. Anderenfalls bleibt die Persönlichkeit in alten Themen stecken. Um das Konfliktthema besser deuten und erkennen zu können, ist es wichtig, sich den Ort der Verbrennung an unserem Körper genauer zu betrachten.

HK 1446
Verdauung

Seelische Themen spiegeln sich auf der körperlichen Ebene wider. Wenn etwas körperlich nicht verdaut werden konnte, konnte es auch seelisch nicht verarbeitet werden. So bietet die Symbolik der Nahrungsmittel einen Schlüssel dafür, welche Problematik wir nicht integrieren, „verdauen" können. Unverdaulichkeit von Milch z.B. entspricht einer unbewältigten Mutterproblematik. Unverdaulichkeit von Getreide entspricht einer unbewältigten Vaterproblematik. Es gilt, diese Hinweise als Entwicklungschance und nicht als Bedrohung zusehen.
Mehr Nahrungsmittel finden Sie im Buch „Bedeutung der Symptome und Krankheitsbilder"

HK 1447
Verdeckte Dreiecksbeziehung

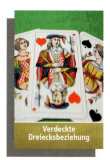

Eine Paarbeziehung ist konfliktbehaftet. Da bereits viel investiert wurde, wird eine Loslösung oder Trennung vermieden. Stattdessen werden Kinder gezeugt. Diese verbinden sich mit dem gegengeschlechtlichen Elternteil. Ein „zufriedenes Paar" z.B. Vater-Tochter oder Mutter-Sohn und der jeweils gegengeschlechtliche Elternteil bilden eine Dreiecksbeziehung. Das Verweben der Generationen Eltern/Kind fügt ungleiche Paare zusammen. Verstrickungen in der Sexualität sind die Folge. Es sollte gelernt werden, Konflikte ehrlich und auf Augenhöhe zu bearbeiten, anstatt sie auf eine andere, vermeintlich einfachere Ebene zu verschieben.

HK 1448
Verfluchen/verflucht werden

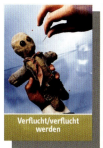

Flüche und Schwüre (auch der Eheschwur) wirken wie Fixierungen im Lebensfluss, die Wiederholungen erzwingen. Werden Schwüre und Flüche angenommen, verbrauchen diese viel Lebensenergie, so dass wenig Kraft und Kreativität zur Weiterentwicklung bleibt. Die Eigenverantwortung sollte aktiviert werden.

HK 1449
Verfolgt

Gefühl und Verstand sind voneinander getrennt und bilden keine Einheit mehr. Der Verstand hat die Vorherrschaft übernommen. Das Gefühl, das Ursprüngliche, wurde verdrängt und unterdrückt. Die unterdrückten Anteile sehnen sich nach Integration ins Ganze und drängen sich immer wieder unberechenbar an die Oberfläche. Dies wird als Verfolgung empfunden. Es ist an der Zeit und unabdingbar, diesen Prozess zuzulassen, um wieder „heil" zu werden. Dann kann frei von Schuldgefühlen das Hier und Jetzt gelebt werden.

HK 1450
Vergiftung

Der Glaube, dass etwas stärker und mächtiger sein könnte als derjenige selbst, löst Vergiftungsängste und konkrete Vergiftungserlebnisse aus. Als Vorprägung bestehen häufig Konflikte mit dem Thema „Obrigkeit" bzw. „Hierarchie". Das Bewusstsein, dass jeder Stoff ein Entwicklungsthema beinhaltet, kann dieser Prägung den Schrecken nehmen.

HK 1451
Verhungern

Der Mensch hat sich isoliert und seinen Platz noch nicht gefunden. Körperliches und seelisches Verhungern entsprechen sich. Der fiktiven Liebe und Zugehörigkeit wurde lange nachgelaufen. Damit hat der Mensch sich so verletzt, dass die Isolation, das Abschneiden von Kontakten die Folge war. Das Vertrauen in die eigene Intuition verbindet uns mit unseren individuellen Fähigkeiten, unserem Platz und mit allem, was uns wirklich ernährt.

HK 1452
Verlassenheit überwinden

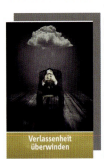

„Allein gegen den Rest der Welt" beschreibt eine starke, sich individualisiert habende Persönlichkeit, die keine Verstärkung mehr sucht. Der Weg dahin ist flankiert von Verlassenheitserfahrungen. Um zu Freiheit und intuitiver Sicherheit zu gelangen, müssen diese überwunden werden. Erst dann wird aus Einsamkeit das Bewusstsein universeller Zugehörigkeit, die kampflos erlebt werden darf.

HK 1453
Verletzlichkeit

Verletzlich zu sein ist eine der größten Herausforderungen. Menschen, die sich verletzlich zeigen, wirken ehrlich und authentisch, da sie auf Kontrolle verzichten. Dieser Prozess ist jedoch häufig schmerzhaft. Mit der Übernahme von Eigenverantwortung kann das Leben so akzeptiert werden wie es ist.

HK 1454
Verletzte Männlichkeit

Die Auflösung des traditionellen Rollenspiels fordert eine klare individuelle Positionierung des Mannes. Verbleibt der Mann in seiner Rolle des Helfers, des Frauenverstehers oder auch des Starken, Gewalttätigen, verliert er die Achtung der Frau. Darauf folgt oft der Verlust der Selbstachtung. Die Transformation in seine ihm entsprechende Position lässt die Verletzung heilen. Nun kann gelernt werden sich vertrauensvoll auf seine Individualität einzulassen.

HK 1455
Verletzung

Unterdrückte, ignorierte Konflikte verwandeln sich in seelische Verletzungen. Werden diese ebenfalls ignoriert, kommt es gewöhnlich zu körperlichen Verletzungen. An der Art der Verletzung und seiner Position lässt sich der Konflikt ablesen. Es gilt, sich Konflikten zu stellen, um Verletzungen zu vermeiden.

HK 1456
Verlorener Zwilling

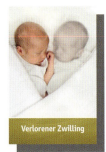

Hebammen wissen, dass viele Schwangerschaften anfänglich Mehrlingsschwangerschaften waren. Das oder die Geschwister sind in den ersten Wochen wieder gegangen. Dieser Verlust ist einer der schlimmsten, den ein Mensch erleben kann. Verlustsituationen werden im alltäglichen Leben wiederholt, um das Thema zu bewältigen. Der pränatale Aspekt wirkt aber wie ein hermetisches Schloss, das geöffnet werden muss, um frei leben zu können. Der größte Wunsch eines Menschen ist es, einen Menschen um sich zu haben, der ähnlich denkt und fühlt wie er selbst. Überwinden wir den Kummer über den „verlorenen Zwilling", erkennen wir einen „Schutzengel", der unsere Intuition und Selbstsicherheit stärkt.

HK 1457
Versagt

Innerlich „nein" gesagt und trotzdem gegen sein inneres Gefühl gehandelt haben. Es fehlt der Selbstwert um sich von Beginn an treu zu sein. Es ist an der Zeit, die Illusionskonstrukte aufzulösen, für die der Mensch sich bisher vergeblich abgearbeitet hat. Wird die Energie in Aufgaben gelenkt, die kongruent mit dem ursprünglichen Lebensplan des Menschen sind, werden diese auch gelingen.

HK 1458
Versorgt

Der Mensch hat sich nicht vom Elternhaus oder einer dominanten Partnerschaft „abgenabelt". Er will versorgt werden und hat dafür die Persönlichkeit und Individualität geopfert. Es gilt zu verstehen, das Versorgung Abhängigkeit und Fremdbestimmung bedeutet und die Eigenverantwortung zu übernehmen.

HK 1459
Verwurmung bei Tieren

Auch für Tiere gilt: siehe Würmer

HK 1460
Verzeihen

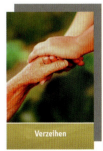

Sich und anderen verzeihen ist eine Fähigkeit, die wie keine andere den Seelenfrieden fördert. Denn in Wirklichkeit gibt es keine Fehler oder irgendetwas Falsches. Wir alle wollen Erfahrungen machen. So geschehen Dinge, die ausschließlich in unserer Vorstellung oder in unserem Ego einen Ausgleich fordern, der sich sogar in Rachsucht zeigen kann. Die Kette des Ausgleichs (Karma) kann sich durch die Akzeptanz dessen „was ist" auflösen.

HK 1463
Vulkane

Durch einen lang anhaltenden Transformationsprozess hat sich endlich das Neue, das Fruchtbringende, durch die harte Kruste der Tradition gekämpft und ergossen. Nun kann sich das Neue, Spirituelle, Individuelle entfalten und Frucht tragen.

HK 1464
Wachstumsschmerz

Der Glaubenssatz, dass das Leben nur Kampf und Krieg ist, hat mürbe gemacht. Deshalb meint der Mensch Unterstützung z.B. von Eltern, Gleichgesinnten etc. zu brauchen, obwohl die innere Reife und Entwicklung schon sehr fortgeschritten ist. Erst wenn auf Verstärkung verzichtet wird, kann sich das Individuelle schmerzfrei entfalten.

HK 1465
Wärmestörung

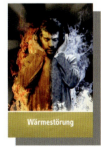

Fehlende Anpassung an die umgebenden Wärme- oder Kälteverhältnisse symbolisiert die Unfähigkeit, mit Stimmungen und Stimmungswechseln umgehen zu können. Frust und Freude im Wechsel fordern Gelassenheit.

HK 1467
Warzen

Verkapselte Gefühle. Bisherige Gefühlsäußerungen oder individuelle Lebenseinstellungen - vor allem aggressive - sind innerhalb einer Gemeinschaft nicht erwünscht. Das Image der zugehörigen Gruppe verbietet es, die eigenen Gefühle zu leben und zu zeigen. Damit die Versorgung innerhalb der Gruppe nicht verloren geht, werden Anteile von sich selbst zurückgehalten, abgekapselt und auf "Wiedervorlage" gelegt. Der Mensch wartet auf andere Lebensumstände, unter denen die Persönlichkeit ihre eigenen Impulse zeigen darf. Heilung kann erfolgen, wenn die übernommenen negativen Beurteilungen verwandelt werden.

HK 1468
Weinerlich

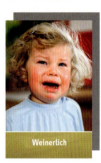

Der Mensch fühlt sich oft missachtet, frustriert, eingeengt. Die dazugehörigen Konflikte sollten geklärt, und Ehrlichkeit und Aufrichtigkeit vor allem sich selbst gegenüber entwickelt werden. Dies gilt für jedes Lebensalter.

HK 1470
Wert und Geld

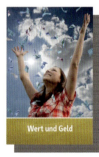

Den eigenen Wert in Geld umzusetzen ist aufgrund kirchlicher Prägung oft schwierig. Viele Glaubenssätze halten Menschen davon ab, ihren Wert einzuschätzen und zu fordern. Sich selbst in einer sozialen Gemeinschaft zu spüren und auf demütige Unterwerfung zu verzichten ist die hohe Kunst, die den Selbst-Wert erkennen lässt.

HK 1471
Wetterwechsel macht Beschwerden

Der Wetterwechsel symbolisiert belastende, unkalkulierbare Stimmungs-wechsel in der Kommunikation mit anderen. Der Mensch bleibt zu wenig bei sich selbst. Alte negative Erfahrungen sind innerlich fixiert und werden immer wieder erwartet. Auch negativ geprägte Gewohnheiten vermitteln Sicherheit, z.B. das Gefühl von

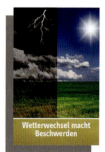

anderen abhängig zu sein. Beschwerden beim Wechsel von gutem Wetter zu schlechtem: Aus lustiger Gelassenheit wird z.B. Zorn. Beschwerden beim Wechsel von schlechtem Wetter zu gutem: Der Mensch kann mit guter Stimmung nicht umgehen (Masochismus). Sobald mehr inneres Gleichgewicht erlangt wird, sinkt die Abhängigkeit von der Umgebungsstimmung.

HK 1472
Windpocken-Krankheitsnachsorge

Das Leben ist Herausforderung. Die Sichtweise (sicher auch die anderer Familienmitglieder), dass das Leben nur Verletzung und Leid mit sich bringt, muss bewältigt werden. Die Persönlichkeit lernt das Leben als Herausforderung anzugehen, die zwar nicht immer leicht ist, aber in ihrer Bewältigung großen Spaß und Anerkennung bringen kann. Es geht in diesem Prozess um die „Erdung", die Bereitschaft, das Leben mit und in der Materie wirklich anzunehmen. Der Mensch sagt (endlich) „Ja" zum Leben, vieles wird jetzt besser akzeptiert. Er erlaubt sich Selbstachtung, ist bereit sich zu erden.

HK 1473
Workaholic

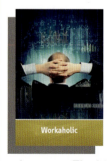

Menschen, die den Glaubenssätzen folgen: „Bete und arbeite" oder „Arbeit macht das Leben süß" sind nicht bereit oder fähig, das Leben zu genießen. Die Arbeit wird zum Inhalt eines falsch verstandenen Selbstwertgefühls oder zur Flucht vor partnerschaftlichen Auseinandersetzungen. Freude und Gelassenheit müssen wieder entdeckt und gelebt werden.

HK 1474
Würmer

Enttäuschungen, Missachtungen und Erfahrungen mit Menschen, die sich als unberechenbar zeigten, haben schwach und lebensunwillig gemacht. Fehlende Bereitschaft, das Leben anzunehmen. Todessehnsucht. „Spielt schon Leiche, ohne gestorben zu sein". Es führt kein Weg daran vorbei, sich mit den alten Konflikten und Verletzungen auseinanderzusetzen, um die gefesselte Lebensenergie zu befreien.

HK 1475
Wundheilung verlangsamt

Die Bereitschaft für sich zu kämpfen und sich durchzusetzen hat sich aufgrund von Verletzungen, die nicht vergessen werden können, verringert. Der Mensch glaubt, bestehende Verpflichtungen, aus denen immer wieder Verletzungen entstehen, nicht lösen zu dürfen. Er hat sich innerlich distanziert und verweigert so die Heilung. Mehr Selbstsicherheit und Selbstbestimmung erhöhen die Gelassenheit und Toleranz. Wenn dies verinnerlicht wurde, können auch Wunden endlich heilen.

HK 1476
Zähne

Die Zähne symbolisieren die Durchsetzungskraft und die Integration des Lebens. Jeder Zahn hat seine spezielle Bedeutung und spiegelt den Familienverbund und seine Prägung wieder. Nicht bearbeitete unterdrückte Konflikte, besonders innerhalb der Familie zeigen sich durch die Zahnstellung.

HK 1477
Zähneknirschen

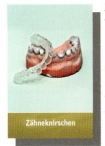
Zähneknirschen

Der Oberkiefer symbolisiert die Durchsetzungskraft der Herkunftsfamilie, der Unterkiefer die eigene Durchsetzungskraft. Ober- und Unterkiefer werden dann zwanghaft aufeinander gepresst, wenn eine Diskrepanz zwischen dem eigenen Durchsetzungswunsch und der tatsächlichen „geerbten" Durchsetzungskraft oder Durchsetzungsform besteht. Die Reibung zwischen diesen Aspekten findet z.B. in der unbewussten nächtlichen Verarbeitungsphase und nicht, wie eigentlich notwendig, in der Realität statt.

HK 1478
Zahnfleischbluten

Die Durchsetzung im Leben ist problematisch. Selbstzweifel, fehlende Zugehörigkeit und fehlende Eigenstruktur machen unentschlossen. Der Mensch zweifelt daran, den „Lebenskampf" bestehen zu können. Es fehlt die Erkenntnis, dass das Leben auch leicht und spielerisch gestaltet werden kann. Dies erfordert aber die Übernahme der Eigenverantwortung.

HK 1479
Zahnung

Die Zähne symbolisieren die Durchsetzungskraft und die Fähigkeit, das Leben zu verstehen und zu integrieren. Am Verlauf des Zahnungsprozesses zeigt sich die Bereitschaft, sich im Leben durchzusetzen. Je schmerzhafter die Zahnung ist, desto geringer sind Wille und Kraft sich durchzusetzen. Dies muss im Sinne der Lebensbewältigung geändert werden. Zeigen sich Gefühle wie fehlende Zugehörigkeit, Schuld, Selbstzweifel, Angst vor dem Leben als Zeichen von geringem Selbstwert, wird der Zahnungsprozess schwierig. Selbstsicherheit und Selbstliebe machen stark, um das Leben zu erfahren.

HK 1480
Zecken

Der Mensch bietet sich an, sich von anderen ausnehmen und aussaugen zu lassen. Er kann mit der eigenen Kraft wenig anfangen. Er glaubt dienen, sich unterwerfen

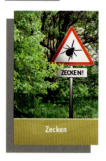
Zecken

und ein „lieber Mensch" sein zu müssen. Wenn er bereit ist Schutz und vermeintliche Stabilität aufzugeben, kann er Kraft zur Selbstbestimmung erhalten.

HK 1483
Zickenalarm

Der Kampf um die ausschließliche Führungsposition innerhalb einer Gemeinschaft. Es sollte verstanden werden, dass jedes Lebewesen ganz natürlich Chef in seinem eigenen Universum ist – ohne, dass ein Kampf oder Vergleich geführt werden muss.

HK 1484
Zornig

Jeder Mensch ist ein wenig anders als der andere. Das Bestreben mit anderen ein friedvolles Leben zu führen ist ein tiefes Bedürfnis eines jeden. Haben andere ein Erfahrungs- und Wertesystem, welches sich von seinem Gegenüber deutlich unterscheidet, wird meist der innere Wunsch groß zu entscheiden, welches Wertesystem richtiger und besser ist. Je intensiver der Selbstzweifel und die Überzeugung ist, dass der andere „richtig" ist und ich selbst „falsch" bin, umso deutlicher zeigt sich kompensatorisch zum Selbstzweifel der Zorn. Es sollte verstanden werden, dass Vergleiche unnötig sind, weil jeder Mensch seinen eigenen, individuellen Wert hat.

HK 1485
Zuckerunverträglichkeit

Fehlendes Vertrauen in den natürlichen Fluss des Lebens. Die Person klammert sich an Menschen, die nicht passen, weil der eigene individuelle Wert verleugnet wird. Nur der Mut, zu sich zu stehen und Vertrauen ins Leben zu gewinnen, fördert die Persönlichkeitsstärke, um auf Liebesersatz verzichten zu können.

HK 1486
Zugluft/Wind

Harmoniebedürfnis und romantische Vorstellungen haben das Spektrum des Lebens fixiert oder zumindest eingeengt. Nun bedarf es eines „frischen Windes", um sich wieder für das Leben und die eigenen Wandlungsphasen zu öffnen.

HK 1487
Zukunftsangst

Menschen, die keine oder zu wenig Selbstverantwortung entwickelt haben und noch zu sehr an „Obrigkeiten" hängen, entwickeln Zukunftsangst. Die Entwicklung aus der Anpassung, aus dem Sicherheitsbedürfnis hin zur persönlichen Freiheit, zur Individualität, hat gerade ihren Zenit erreicht. Die Anpassung an Obrigkeiten wird abgelehnt, die innere spirituelle Sicherheit ist noch nicht vertraut. Das Einlassen auf ein Leben in Selbstbestimmung und innerer Führung hilft, die Zukunftsangst Stück für Stück zu überwinden.

HK 1488
Zurückgewiesen/fehlende Zugehörigkeit

Ähnlich wie die erste Enttäuschung dient die Zurückweisung, der Rauswurf aus einer Gruppe, letztlich der Stabilisierung und der Persönlichkeit. Wer allein sein kann, wer sich für Individualität entschieden und entwickelt hat, kann wählen und ist in sich stabil. Dieser Lernprozess ist oft schmerzhaft, setzt aber – wenn er ohne Schuldzuweisungen gelingt – große Energien frei. Wenn das Bewusstsein dafür wächst, dass jede Erfahrung bestellt und gewollt ist, ist der Weg frei für die eigenverantwortliche Lebensgestaltung.

HK 1495
Zustimmung

Seelisch geplante Erfahrungen wollen erfüllt und gelebt sein. Gerade, wenn wir durch das Tal des Vergessens gegangen sind, den Dimensionswechsel zwischen

Leben und Tod vollzogen haben, ist es oft schwierig, sich an die vergessenen Lebenspläne zu erinnern. Der einzige Weg, diese trotzdem zu erfüllen, ist die Zustimmung dem gegenüber, was uns das Leben bietet, auch wenn es uns manchmal erschreckt oder wir es als Schicksalsschlag empfinden. Die Zustimmung auch schwierigen Themen gegenüber wird zum Geschenk, das uns Wertfreiheit und Erfüllung bringt.

HK 1489
Zwerchfell

Das Zwerchfell steht für die Trennung von dem bewussten Austausch im Leben und der unbewussten Verarbeitung von Lebensthemen mit der Fähigkeit und Bereitschaft, sich auf das Leben einzulassen. Ist das Zwerchfell geschädigt, soll das Unbewusste unterdrückt bleiben und nicht in die Wahrnehmung genommen werden, um Enttäuschungen nicht erkennen zu müssen. Schlummern im unbewussten Anteil viele negative Selbstverurteilungen und Gefühle, kommt es zu Erkrankungen und Schädigungen, da letztlich alle negativen Gefühle in Gelassenheit verwandelt werden wollen.

HK 1490
Zwiespalt Beruf/Kind

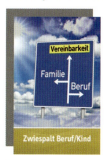

Seit Generationen diente ein Kind der Absicherung der Frau. Die Absicherung wurde leicht zur Einengung, die es ihr nicht erlaubte, ihre Persönlichkeit zu entfalten. Durch die Emanzipation wuchs der Mut zur Eigenständigkeit. Der Mann als „Schutz" verlor seine Funktion zugunsten des Berufes der Frau. Erst wenn innere Sicherheit erworben und entwickelt ist, dienen Beruf und Kind gemeinsam oder alternativ der Lebensfreude.

HK 1491
Zysten

Tiefe Furcht vor dem „Nicht-Dazugehören", die aber keinesfalls gezeigt wird, lässt Pflichterfüllung und Funktionieren-Müssen zum wichtigsten Lebensprinzip werden. Die individuellen Bedürfnisse, Wünsche und Vorstellungen werden wie „eingepackt", weggelegt und verdrängt. Der Ort der Zyste sagt Deutliches über die Basiskonflikte aus. Wenn der Mensch sich selbst so annehmen kann wie er ist, braucht er weder Zurückweisung noch Fremdbeurteilung mehr zu fürchten.

HK 1492
Zystitis

Verdrängtes Weinen und Autoaggressionen. Aggressive oder intensive Gefühle, wie z.B. sich ungeliebt fühlen, sich disziplinieren müssen oder sich selbst nicht leben dürfen, wurden zurückgehalten und diszipliniert. Das bestehende Illusions- und Harmoniebedürfnis muss aufgelöst werden. Auch wenn Konflikte ausgelöst werden, ist es notwendig, die eigene Position zu klären, eigene Vorstellungen umzusetzen und negative Selbstbeurteilung zu überwinden, damit der Weg in die Individualität gelingen kann.

Was ist Kreative Homöopathie

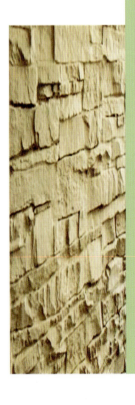

Die Kreative Homöopathie verbindet die geniale Arbeit Hahnemanns mit inzwischen Jahrtausenden alten Erkenntnissen aus der Symptom- und Symbolsprache sowie unterstützende Aspekte aus tiefenpsychologischen Methoden und erweitert so die klassische Behandlungsmethode.

Wir betrachten den Patienten und seine Erkrankung als vernetztes System und berücksichtigen dies in der Behandlung. Es ist sehr menschlich, Konflikte zu ignorieren statt sie direkt zu lösen. Verdrängung führt zu körperlichen Symptomen (Krankheit).

Krankheit bedeutet, dass sich verdrängte unbewusste innere Prozesse manifestieren und im Außen Symptome zeigen. Dabei handelt es sich jedoch nicht einfach nur um aktuelle Konflikte, die als so genannte psychosomatische Erkrankungen in Erscheinung treten, sondern um einen Ausdruck von individueller Persönlichkeitsentwicklung.

Die Kreative Homöopathie nach Antonie Peppler® verbindet Hochpotenzen mit individuell kombinierten Arzneimitteln und zieht die oben gezeigten Betrachtungsebenen mit ein. So werden viele Symptome gleichzeitig abgedeckt und behandelt. Die durch die Hochpotenzen erreichbaren Geschwindigkeiten in Bewusstseinsveränderung und Heilung sind einer der wesentlichen Vorteile für den Patienten.

Die homöopathischen Arzneien liefern dem Unbewussten des Patienten bisher fehlende oder korrigieren fehlgeleitete Informationen. In der Vergangenheit geprägte, gespeicherte und bewertete Erfahrungen werden mit den entsprechenden homöopathischen Arzneien gespiegelt und wiederholt.

Kreative Homöopathie wird helfen, alte, geprägte Erfahrungen in bewusster Veränderung loszulassen und emotional zu entwerten.

UNS SELBST ZUHÖREN

Alle äußeren Zustände spiegeln innere seelische Zustände, Bewusstseinsentwicklungen oder Konflikte wider. Ein innerer Konflikt äußert sich so, dass man sich mit dem jeweiligen Thema auseinandersetzen kann bzw. sollte.

FÜR UNS SELBST HANDELN

Bei diesen inneren Prozessen handelt es sich um den Ausdruck einer bestimmten Entwicklungsphase im jeweiligen Individualisierungsprozess. Wir wollen uns JETZT damit auseinandersetzen.

BLOCKADEN LÖSEN

Die geistige Auseinandersetzung kann uns helfen, ein Thema wert- und belastungsfrei zu betrachten. Verweigern wir diese Auseinandersetzung, äußert sich der Konflikt im Außen durch Symptome.

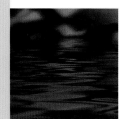
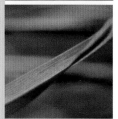
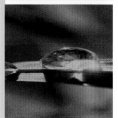
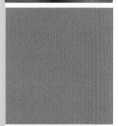
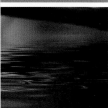

Literatur aus dem CKH-Verlag

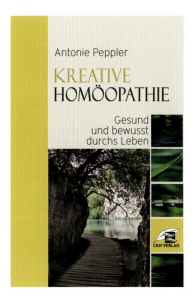

Kreative Homöopathie – Gesund und bewusst durchs Leben

In diesem Buch werden nicht nur die grundlegenden Gedankenansätze der Kreativen Homöopathie nach Antonie Peppler® als ganzheitliche, moderne Form der Homöopathie, sondern auch Methode und Behandlungsweise für Laien verständlich und für Therapeuten hilfreich vorgestellt.

Dabei geht es unter anderem darum, gängige Vorurteile in Bezug auf das „Wirkungstempo" und die Einsatzmöglichkeiten homöopathischer Behandlungen auch bei schweren Erkrankungen auszuräumen. Neben einer einführenden Erläuterung der Sichtweise der Kreativen Homöopathie auf Begriffe wie Gesundheit, Homöopathie, Miasmen, Krankheiten etc. wird auch beschrieben, was „ganzheitlich" in diesem Sinne tatsächlich bedeutet und wie sich eben dieser Ansatz auf die Vorgehensweise in der therapeutischen Praxis auswirkt.

Autorin: Antonie Peppler
VP: 24,- EUR

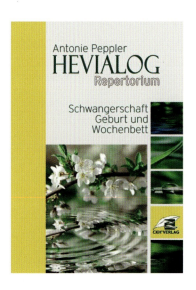

HEVIALOG Repertorium - Schwangerschaft, Geburt und Wochenbett

Über ein Jahrzehnt haben wir neue Erkenntnisse und Symptome zu den Themen: Schwangerschaft, Geburt und Wochenbett gesammelt und über vier Jahre minutiös zusammengetragen.

Wir hoffen dazu beizutragen, dass ein natürliches Ankommen in dieser Welt für unsere Kinder wieder möglich wird und für die Mütter die Geburt wieder mehr an Selbstverständlichkeit gewinnt.

Autorin: Antonie Peppler
VP: 79,- EUR

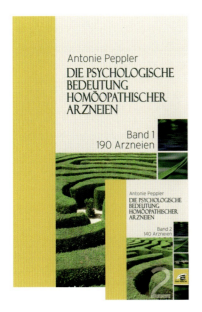

Psychologische Bedeutung homöopathischer Arzneien
Band I und II

Als Standardwerke der Kreativen Homöopathie helfen diese beiden Bände auf der Basis der Analyse und Repertorisation des jeweiligen Falls, die derzeitige Lebenssituation des Patienten zu erfassen. Damit wird der Therapeut in die Lage versetzt, den Entwicklungsweg des Patienten nachzuvollziehen und begleiten zu können. Das Erkennen der psychologischen Bedeutung einer Arznei, abgeleitet aus der Betrachtung der Signatur eines Stoffes sowie der Symptome des Arzneimittelbildes fasst das empirische Wissen über die Arzneimittelbeziehungen in komplexen Aussagen zusammen und begründet damit die vorgestellte neue Behandlungsmethode.

Autorin: Antonie Peppler
VP: 75,- EUR

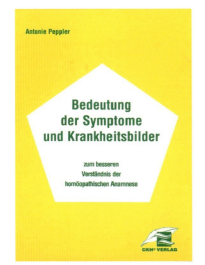

Die Bedeutung der Symptome und Krankheitsbilder

Die Symptomsprache ist die einzige Sprache in der Lügen unmöglich sind. Sie ist die Sprache des Unbewussten und derjenige, der diese Sprache versteht, kann genau ablesen, welche erlebten Konflikte schmerzhaft waren und deshalb ins Unbewusste verdrängt wurden. Dieses Verstehen kann Emotionen und weitere andere Symptome auslösen, die nicht immer ausschließlich „angenehm" sind. Nicht umsonst gilt manchmal das geflügelte Wort von der „bitteren" Erkenntnis. Dennoch sollten wir durchaus nicht die Augen verschließen, sondern vielmehr auf unseren Körper hören. Neben den wesentlichsten Kinder-, Infektions- und allgemeinen Krankheiten wird die Bedeutung der Körperregionen, der Zähne, den Allergien oder z.B. den Nahrungsmitteln ausführlich erläutert. In jedem Erläuterungsblock sind ausgewählte, dem Symptom, der Erkrankung oder der Körperregion zugeordnete homöopathische Mittel vorgestellt.

Autorin: Antonie Peppler
VP: 69,- EUR

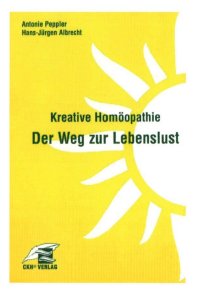

Kreative Homöopathie – Der Weg zur Lebenslust

Aus der Sicht der Kreativen Homöopathie werden in diesem Buch insbesondere Symptombilder und Krankheiten erläutert, die uns heute als so genannte psychosomatische oder Zivilisationskrankheiten begegnen, zugehörige homöopathische Arzneimittel vorgestellt und mögliche Wege zu umfassender Gesundheit aufgezeigt.

Die Kreative Homöopathie nach Antonie Peppler® versteht sich als Begleiter des Patienten auf seinem Weg zu anhaltender Gesundheit und Lebensfreude. Dabei betrachten wir ganzheitliche Gesundheit an Körper, Seele und Geist als Voraussetzung zur "Lust am Leben" Anhand der häufigsten körperlichen bzw. Gemütssymptome wird die, im doppelten Sinne, umfassende Bedeutung des Begriffes Eigenverantwortung, der Grundlage jeder individuellen Entwicklung, sichtbar gemacht.

Autor: Antonie Peppler, Hans-Jürgen Albrecht
VP: 69,- EUR

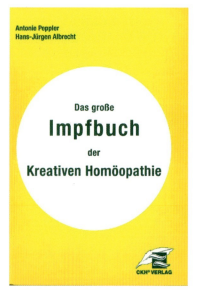

Das große Impfbuch der Kreativen Homöopathie

Wer "schwarze Listen", „dramatische Statistiken" oder "gute Ratschläge" sucht, liest hier vergebens. An den Auseinandersetzungen zwischen Impfgegnern und Impfbefürwortern wollen wir uns nicht beteiligen. Im Vordergrund der Impfproblematik, so wie wir sie sehen, steht nicht der (Un-)Wirksamkeitsnachweis der Impf-Prophylaxe. Unsere Intention ist es vielmehr, die Impfungen jenseits der Frontlinien einem weitaus umfassenderen Kontext zu betrachten. Dabei soll der Blick sowohl auf die - gleichermaßen - Ursachen und Wirkungen der Impfungen für die soziokulturelle Entwicklung der Menschheit als auch auf die Risiken und Chancen von Impfungen und Impfblockaden für die körperliche wie auch für die geistige Entwicklung des Einzelnen gelenkt werden. Es wird auch für den geneigten Leser nicht immer einfach sein, dem manchmal zu konsequent klaren Gedanken der Eigenverantwortlichkeit zu folgen.

Autor: Antonie Peppler, Hans-Jürgen Albrecht
VP: 89,- EUR

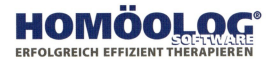

ERFOLGREICH EFFIZIENT THERAPIEREN

COMPUTER-REPERTORISATION-SOFTWARE
DIAGNOSEVERFAHREN MEHR ALS DAS „FINDEN DES RICHTIGEN MITTELS"

KOMFORTABEL SUCHEN
- schnelle Suche mit zwei Stichworten
- globale Datenbanksuche
- Spezialsuche

ÜBERSICHTLICH AUSWERTEN
- Therapieblockaden finden
- Folgemittel analysieren
- psychologische Hintergründe erfahren
- Lebenssituationen erfassen

AKTIV MITWIRKEN
- Leitsymptome definieren
- eigene Mittel und Symptome erfassen

MODUL EXPERTENAUSWERTUNG
- Themenauswertung
- Zusammenfassung verschiedener Einzelmittel
- Therapievorschlag auf Basis der homöologischen Produkte

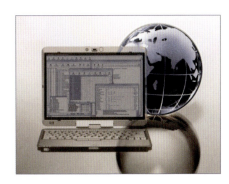

Und vieles mehr ...

WWW.HOMÖOLOG.DE

Medicom Computer Vertriebs GmbH
Klingenweg 12, D-63920 Großheubach
Tel 0049 (0)9371 2058, Fax 0049 (0)9371 67030

Neuer Lieferpartner

Wir freuen uns Ihnen mitteilen zu können, dass Sie über unsere neue Partnerfirma, Homoeological-Lab.®, die homöologischen Produkte nach Antonie Peppler® erhalten können.

Zu weiteren Informationen besuchen Sie bitte unsere Homepage
www.ckh.de

oder
die Homepage der Firma Homoeological-Lab.® AG
www.homoeological-lab.com

Mit dem QR-Code direkt im neuen Newsletter-Bereich anmelden.

Impressum und Copyright:
Publikation des CKH® -
Centrum für Kreative Homöopathie
Klingenweg 12
D-63920 Großheubach
www.ckh.de
Email: info@ckh.de